JN280965

教師とスクールカウンセラーのための

やさしい精神医学 1

LD
広汎性
発達障害
ADHD

LD・広汎性発達障害・ADHD編

森　俊夫

ほんの森出版

はじめに

本書は、『月刊学校教育相談』誌の二〇〇四年四月号から二〇〇六年二月号までに連載した「先生のためのやさしい精神医学」（現在も継続中）をまとめて、再構成したものです。ちなみに、その連載がどんな感じで始まったか、第一回の冒頭部分を紹介させていただきましょう。

コンチワです。またまた、森です。

ホントしつこいですねぇ。これでもう何年目ですか、本誌に連載するのは？（中略）始めた年から数えると九年目？ そりゃ歳とるわけですよねぇ（と、シミジミ）……（中略）今度のは難しいですよ。また、今度はちゃんとお勉強していただくことになります。なにしろテーマが「精神医学」ですからね。

今までしてきた解決志向アプローチの話は、相手が誰であろうが（中略）、援助・相談活動を行っていく際の「基本」であり、「総論」の話であったわけです。「基本」というのは、そんなに数はないですから覚えるのもやさしいし、それが身につけばあとは「お好きにどうぞ」の世界でもあります。

精神医学の話は、そういう意味で言うと「各論」です。細かい知識の話がたくさん出てきます。覚えるだけでも大変ですし、この領域の話は「お好きにどうぞ」では困るので、ちゃんと理解し、そして実践していただかなくてはなりません。（中略）

だから大変ですよ。今までみたいに「ハハハハ」と笑って読み飛ばしてもらっちゃあ困ります。それにこの領域の話は、そんなにオチャラケては書けませんから、畢竟、文章も硬くなる（って、いきなり「畢竟」かい！）。読んでて面白くないかもしれません。でも、ついてきてください。今までの話と違って、これは大事な話なんですから（じゃあ、今までの話はなんだったんだ！）。

結構、生き生きと書いているでしょ？　なんだか私、うれしそうでしょ？　ええ、うれしいんです。

私の名前を知っておられる方の多くは、私のことをきっと「ブリーフセラピーの森」として認知しておられることと思います。つまり心理療法家、あるいは臨床心理学者として森を認知しておられる。それは間違いとまでは言いません。特に前者（心理療法家）はそのとおりです。しかし後者（臨床心理学者）はちょっと違う。私は心理畑の人間ではありません。

私は保健学者です。医師ではありません。しかし、学部時代は医学部のなかにある保健学科（今は健康科学・看護学科）というところで教育を受け、医学系大学院保健学専攻に進学（精神衛生学教室、今は精神保健／看護学教室）、そこで博士論文（保健学博士）を書き、そして今もまだそこにいるといった、完全に医学・保健系の人間、医学・保健系の世界から出たことのない人間、他は何も知らない人間です。だから、「臨床心理学」って、私ちゃんと学んだことがないんですよ(ちょこちょこ個人的にかじってはいますが)。それにもかかわらず、今まで結構臨床心理学っぽいことを書いていたものだから、書いていながら違和感があるとともに、内心ビクビクもんだったわけです。そうじゃなくて、書くんだったら、本来の私の領域について書きたいなぁと、ずっと思ってたわけです。今回ようやくそれができることになって、だからとってもうれしいんです。

精神保健学 mental health というのは、「こころの健康」に関することならば何やっても精神保健学だと言ってもいいくらい、とても広い領域をカバーしている学問領域ですが、なかでも中心となるものはコミュニティ・メンタルヘルスです。ここでコミュニティと言う場合、私たちは通常、大きく分けて三つのものを想定します。一つが「地域」、一つが「学校」、一つが「職域(産業)」です(あとあえて加えるとすれば「家庭」かな)。私は今まで、この三つ(あるいは四つ)のコミュニティのどれにもかかわってきましたが、ここ二〇年以上、「学校」コミュニティにかかわる分量が多かったのは事実です。スクールカウンセリングとか学校教育相談とか。本書を手にとっていただいている方々の多くは、おそらくこの領域で私の名前を知ってくださった方であろうと推測されます。

それがどのコミュニティであろうと、そこでのコミュニティ・メンタルヘルス活動を展開しようというとき、そのコミュニティで暮らす人々に対して、精神医学的な知識や情報を提供する活動、すなわち心理教育 psychoeducation 活動は、きわめて重要な活動の一つとなります。だから今まで、いろいろな学校あるいは教育センターなどに出向いてお話し申し上げていたわけです。ただ、私個人が直接出向ける所など数がしれています。いつもそうした所でしゃべっていることが、文字になり、たくさんの方々に読んでいただけるようになったとしたら、それは私の本来の職務を全うすることであり、職務を全うして天寿を全うしよう、安らかな眠りにつこうと、まあそんな思いで、連載を開始させていただいたわけです。

幸い、連載はそれなりの好評を博しました。そして今回、取りあえずここまでのところを本にしましょうという本当にありがたいお話をいただいたわけです。

連載は、ＤＳＭ—Ⅳ（精神疾患の診断・統計マニュアル第四版）の診断ラインナップに沿って話を進めるという形態になっています。ＤＳＭ—Ⅳ上、最初に出てくる障害群が〈通常、幼児期、小児期、または青年期に初めて診断される障害〉で、ここに今、教育界で話題になっている〈発達障害〉が入っているものですから、幸い連載や本書は時宜を得たものとなりました。まあ、だから、この部分だけでも早く本にしようということになったわけです。

今、どこの教育現場にうかがっても、発達障害の話ばかりが先生やスクールカウンセラー、あるいは相談員の方々から出てきますので、本当に皆さんお困りなのだなぁということが強く実感されます。本書が、そうした障害のある子たちに対する支援に向けて、有益な情報提供書となっていれば幸いです。

しかしこの領域は、今まさに発展の途上にある領域で、刻一刻新しい情報が入ってきて、それが古いものと置き換えられています。本書ではなるべく最新の情報を入れるよう心がけたつもりですが、それでももしかしたら数年もすれば古いものとなってしまっているかもしれません。それほど今、変動の激しい領域なのです。ですので、決して本書を読まれてそれでよし、とはされず、常に新しい情報に対してアンテナを張り巡らせておいてください。

連載を本としてまとめるにあたって、だいたいは連載のままなのですが、いくつか改訂した部分があります。

まず、タイトル。連載では「先生のための」になっていますが、本書では「教師とスクールカウンセラーのための」に改訂しました。編集部のほうから、「本書をスクールカウンセラーの皆さんにも手にとっていただきたいから」という要望があり、私もそのとおりだと思ったので、そうさせていただきました。そうしたタイトル変更のため、連載では「学校の先生」とある呼びかけを「教師とスクールカウンセラー」というふうに改訂した部分がいくつかあります。しかしまだ多くの部分は、「先生」のままで残っているでしょう。文脈上そうするしかなかったからです。しかし、スクールカウンセラー（臨床心理士）や相談員の皆さんは、その「先生」のなかに自分も含まれていると思って読んでいただければ幸いです。あるいは現場で、学校の先生に、ここで述べているようなことをお伝えいただければ幸いです。

先に申しましたように、発達障害の領域は今、急速な発展の途上にある領域で、本連載が開始された二〇〇四年四月から今までの間でさえ、いろいろな部分が変わっています。できる範囲で、その部分は改訂しました。

特にＲＤＩ（対人関係発達指導法）に関しては、改訂すべき点が多々ありました。ただ、それを全部改訂するとなると、連載原稿を全面改訂することになり、それはさすがに編集作業上の負担が大きいので、基本線は連載のままにさせていただきました。まあそれでも、大筋のところは間違っていない記述になっているとは思いますが（そう願いたい）。ちなみに、ＲＤＩに関する文献として、最近邦訳された書籍について本書のなかで紹介していますが、その原著はＲＤＩを開発した人たちが最初に（二〇〇〇年に）出した本の邦訳であるという点は留意しておいてください。すごくいい本なので、ぜひお読みになられることをお勧めしますが、これは最も初期バージョンのＲＤＩのことについて書かれているのだということは、押さえておかれる必要があるでしょう。

本書は、様々な書籍、論文、資料、および私が人から聞いた話に基づいて書かれています。もちろんそれプラス、私見もかなり書いていますが、その際は「私見である」的なことは明記したつもりです。つまり、逆に言うと、「私見である」的なことを明記していない部分というのは、私以外の誰かが書いたり、言ったりしている、あるいは一般的にそう言われていることであるということです。その際、できるだけその出典を明記するよう心がけたつもりではありますが、それでも文章の構成上煩雑となる場合は（文章の読みやすさを最優先させたので）、わざわざどの本や資料に基づいて書かれているのか、誰が言ったのかを明記していない部分も多々あろうかと思います。読者の皆さんとしては、その部分は「一般的にそう言われていること」として読んでいただければ幸いです。

使わせていただいた主な参考文献は、『ＤＳＭ―Ⅳ―ＴＲ』（医学書院）、各種の精神医学の教科書、精神医学事典のほか、『心の家庭医学』（保健同人社）、『ガイドブック　アスペルガー症候群―親と専門家のために』（東京書籍）、『広汎性発達障害』（全国心身障害児福祉財団)、『ＡＤＨＤ　注意欠陥・多動性障害─親と専門家のためのガイドブック』(東京書籍)、『精神科薬物療法ハンドブック第３版』(メディカル・サイエンス・インターナショナル)などです。

あと、実は結構、論文の引用もあります。さらに、本文中に私の知り合いの先生が何人か登場しますが、私が文章でいただいたその先生の言葉を引用させていただく際には、その先生のフルネームを出させていただき、私がうかがった話を引用させていただく際には「ある先生が」という表記にさせていただきました。

この場をお借りして、参考文献として使わせていただいた書籍の著者、出版社、資料をいただいた先生、お話をうかがった先生に、お礼申し上げます。どうもありがとうございました。

本書が皆さんにとって、役に立つ、そして正しい情報源であることを願っています。正しいかどうかは全面的に私の責任ですが、役に立つかどうかは、一部皆さんの責任でもあります。つまり、皆さんがこの情報を実践に役立たせることができるかどうか、にかかわってくる部分があるということです。知識や情報は、知っているだけでは単にそれだけのものです。それを使って何ができるか？　ここが重要となるのです。

二〇〇六年八月　ＫＩＤＳにて　**森　俊夫**

教師とスクールカウンセラーのための
やさしい精神医学 1 ＬＤ・広汎性発達障害・ＡＤＨＤ編　もくじ

第4章　広汎性発達障害（PDD）への新しい取り組み
――療育プログラムRDIへの誘い

第5章　注意欠陥／多動性障害（ADHD）

第7章　青年期までに診断されるその他の精神障害

第1章

「精神障害」とは何か？

1

「障害」と「疾患」

ではさっそく、講義を始めましょう。まずは、『精神障害』とは何か?」からです。

「精神障害」とは mental disorders の訳語です。似たような言葉に、「精神疾患 mental illness」というのもありますが、「障害」と「疾患」は微妙に意味合いが異なります。

「疾患」というのは、様々な困難(これが「障害」)を引き起こすであろうもとのもののことで、主に生物学的要因のことを指します。「疾患」があっても「障害」はないという場合も、ないことはない。私は昔、人間ドックでバリウム飲んで、先生から「胃潰瘍のあとがありますねぇ」と言われました。はい? そうだったの? 知らんかった……当時(それがいつかはわからないのだが)私には胃潰瘍という「疾患」があったらしく、だからといって別に当時(だから、いつ⁉)困難はなかったわけで、つまり「障害」はなかったということになります。

これは「奇形」(形態学的異常)についても同じことが言えて、どんな人間にも、精密に調べていくと必ず数か所の「奇形」が発見されます(必ずです!)。しかし別に生活上何も困ってはいない。「障害」はない。こういう場合、それをわざわざ「疾患」とか「奇形」とか呼ぶことに何か意味があるのか? と言われたら、まあ普通、意味ないですよねぇ。だから通常、何らかの困難が生じてきて初めて「疾患」という言葉を使うことになるわけです。つまり、「障害」を伴っているものを「疾患」と呼ぶことになる。

「障害」はさらに、機能障害 impairment、能力障害 disability、社会的不利 handicap に分けられます。例えば、骨折して（これが疾患）、痛みやしびれが出てきて（機能障害）、作業ができなくなり（能力障害）、仕事に就けなくなった（社会的不利）という具合です。

精神科で扱う疾患の場合、この「疾患」本体の部分がいまだよく解明されておらず、また目に見えるのは「障害」の部分だけというものが多いわけです。だから診断をつける際も、「障害」のあり様から推察してつけることがどうしても多くなる。だから結局、「精神疾患」と「精神障害」は、ほとんど同じ意味で用いられることになる、これが実情です。ただ、「疾患」という概念と「障害」という概念の違いだけは、一応押さえておいてください。

これと関連した概念に、「疾病性 illness」と「事例性 caseness」というのもあります。「疾患」があることと、「事例化」することとは違う話です（「疾患」があっても「事例化」しない場合、「事例化」しても「疾患」がない場合がある）。また、「疾患」と言った場合に注目する点と、「事例化」した場合に「問題」とされている点とが違うこともしばしばです。「事例性」においては、「〈誰が〉〈何を〉問題としているか」が主要なポイントとなります。

この辺の話は非常にややこしいんですが、ここでは概念の紹介程度に留めておき、一つだけポイントを示しておきましょう。「疾患」より「障害」のほうが、「疾病性」より「事例性」のほうが大事です。

2

「精神障害」の定義

ということで、ここでは「精神障害」という言葉を主に使いますが、「精神疾患」も登場するかもしれません。

で、『精神障害』とは何か?」なんですが、これは領域によって様々に定義されています。精神医学領域における定義が、なかでも一番広い定義になるでしょうか。この領域においては、何らかの困難に対し、何らかの精神／心理機能の失調あるいは変調が絡んでいるものは、全部「精神障害」だとします。

ここに、『ＤＳＭ―Ⅳ―ＴＲ 精神疾患の分類と診断の手引』（医学書院）という銀色の小さな本があります。これは、米国精神医学会（ＡＰＡ）が発行している"Quick Reference to the Diagnostic Criteria from DSM-Ⅳ-TR"の訳本で、通称「ミニＤ」と呼ばれています。各精神疾患について詳しく解説してある分厚い元本『ＤＳＭ―Ⅳ―ＴＲ 精神疾患の診断・統計マニュアル』医学書院）の、診断基準の部分だけを抜粋したものです。皆さんもお手元に一冊くらい持っていたほうがいいかもしれません。ちなみにＤＳＭのＤはdiagnostic（診断学的な）、Ｓはstatistical（統計学的な）、Ｍはmanual（マニュアル）の頭文字、Ⅳは第四版ということ（一九九四年改訂）、ＴＲはtext revisionの頭文字で、二〇〇〇年にまた若干の改訂があったということです。

さて、ここにＤＳＭ―Ⅳ―ＴＲに載っている精神疾患をご紹介しましょう（表1参照）。

ね、ね、すごいでしょ? 何でもかんでも「精神疾患」でしょ? 私なんか、いくつ当てはまってるのかなぁ。今現在だけ取り上げてみても、物質関連障害（アルコール、カフェイン、ニコチン）でしょ、身体表現性障害（胃腸症状を伴う身体化障害）でしょ、パーソナリティ障害（自己愛性パーソナリティ障害）でしょ、この三つはバッチリありますよね。過去にはほかに、不安障害、睡眠障害（これは薬も飲んだ）、演技性パーソナリティ障害、適応障害などがありました。統合失調症は、今まで本格発症はしていませんが、遺伝的・気質的には十分入ってますので、いつ発症してもお

表１　ＤＳＭ-Ⅳ-ＴＲの精神疾患分類

１．**通常、幼児期、小児期、または青年期に初めて診断される障害**
精神遅滞*、学習障害（ＬＤ）、運動能力障害、コミュニケーション障害（吃音症を含む）、広汎性発達障害（自閉性障害、アスペルガー障害など）、注意欠陥および破壊的行動障害（注意欠陥/多動性障害（ＡＤＨＤ）、行為障害、反抗挑戦性障害など）、幼児期または小児期早期の哺育・摂食障害、チック障害、排泄障害（遺糞症、遺尿症）、幼児期・小児期または青年期の他の障害（分離不安障害、選択性緘黙など）
２．**せん妄、痴呆、健忘性障害、および他の認知障害**
３．**一般身体疾患による精神疾患**
４．**物質関連障害**
依存、乱用、中毒、離脱
物質として、アルコール、アンフェタミン（いわゆる覚せい剤）、カフェイン、大麻、コカイン、幻覚剤（例えばＬＳＤ）、吸入剤（例えばシンナー）、ニコチン、アヘン、鎮静剤・催眠剤または抗不安薬など
５．**統合失調症および他の精神病性障害**
６．**気分障害**
うつ病性障害、双極性障害（いわゆる躁うつ病など）
７．**不安障害**
パニック障害、特定の恐怖症、強迫性障害、外傷後ストレス障害（ＰＴＳＤ）、全般性不安障害など
８．**身体表現性障害**
身体化障害、転換性障害、疼痛性障害、心気症、身体醜形障害など
９．**虚偽性障害**
10．**解離性障害**
解離性健忘、解離性とん走、解離性同一性障害（いわゆる多重人格性障害）、離人症性障害など
11．**性障害および性同一性障害**
性機能不全、性的欲求の障害、性的興奮の障害、性嗜好異常、性同一性障害など
12．**摂食障害**
神経性無食欲症（いわゆる拒食症）、神経性大食症（いわゆる過食症）など
13．**睡眠障害**
14．**他のどこにも分類されない衝動制御の障害**
間欠性爆発性障害、窃盗癖、放火癖、病的賭博、抜毛癖など
15．**適応障害**
16．**パーソナリティ障害***
妄想性パーソナリティ障害、シゾイドパーソナリティ障害、反社会性パーソナリティ障害、境界性パーソナリティ障害、自己愛性パーソナリティ障害、演技性パーソナリティ障害、回避性パーソナリティ障害、依存性パーソナリティ障害、強迫性パーソナリティ障害など
17．**臨床的関与の対象となることのある他の状態**
身体疾患に影響を与えている心理的要因、投薬誘発性運動障害、対人関係の問題、虐待または無視に関連した問題など

*第Ⅱ軸診断。すなわち、*の付いていない他の第Ⅰ軸診断と重複して診断することが可能。

ＤＳＭ-Ⅳの多軸評定システムについては33ページ参照

かしくなかったでしょう。

これ全部が「精神疾患」だとしたら、一生のうちでその どの一つにも罹患しないで人生を送れる人なんて、いったい何人いるんでしょうね？ いないんじゃないのかなぁ？ そう考えてみると、「精神疾患」や「精神障害」に対する偏見やスティグマ（烙印）って何なのかっていうことになります。だって全員「精神障害」なんだから、誰に対する偏見やスティグマなのかってことになる。

もちろん、これは「精神障害」の定義を広く取った場合の話です（ただ、精神医学的には、これが「精神障害」なんですよ）。

法律的にはどうなっているのかというと、例えば「精神保健及び精神障害者福祉に関する法律（精神保健福祉法）」第一章五条において、次のように定義されています。

「この法律で『精神障害者』とは、精神分裂病、精神作用物質による急性中毒又はその依存症、知的障害、精神病質その他の精神疾患を有する者をいう」

「その他の精神疾患」という文言があるから、これまた微妙かつ曖昧な定義ではあるのですが、基本的にここでは重症の障害のある人たちのことを指していて、ＤＳＭ―Ⅳ名でいうと統合失調症、重症の物質関連障害、精神遅滞、重症のパーソナリティ障害があげられているわけです。

一般の方々が思い浮かべられる「精神障害」に、これはだいたい近いでしょうか？

知的障害がここに入っていること、逆に知的障害を伴わない発達障害はここに含まれないこと、また気分障害（いわゆるうつ病など）がここに入っていないことなどに驚かれた方もいらっしゃるかもしれません。実際、今あげた点がこの定義の限界であり、そのために社会的な弊害が生まれています。

あとですね、「てんかん」という疾患は、ＤＳＭ―Ⅳにおいても精神保健福祉法においても、「精神疾患」には分類されていないということも覚えておいてください。ＤＳＭ―Ⅳ上、てんかんは一般身体疾患の一つという取り扱いになります。ただ、もちろんてんかんにおいても様々な精神症状が出現しますし、これは重要な問題でもあります。

「精神障害」とは別に、「精神病 psychosis」（ＤＳＭ―Ⅳでは「精神病性障害 psychotic disorders）という言葉もあります。「精神病」あるいは「精神病性障害」の定義はいろいろあるのですが、とりあえずここではこう覚えておいてください。「幻覚および／あるいは妄想が存在しているもの」。その代表的なものが統合失調症ですが、ほかに妄想性障害、物質誘発性のもの、一般身体疾患によるもの、気分障害と合併したものなどがあります。世間一般では、「精神病」あるいは「精神病性障害」を「精神障害」だととらえていらっしゃる方も多いようでしょうね。

3
なぜ精神医学の知識が必要か

本書の基となった『月刊学校教育相談』の連載では、毎回、レポート課題を出していました。初回の課題は、「**教員が精神医学の知識を身につけていなければいけない理由を一二〇〇字以内で述べよ**」でした。

レポートなんか返って来ないんだろうなぁと思っていたのですが、これがいただいたんです、小学校の野邉貞行先生から！　それも素晴らしいのを！

ではさっそく、ご紹介しましょう。

私は、教職に就いてから二五年を終えようとしている男子教員である。しかし、教職に就きながらも精神医学の知識はほとんどない。「教員が精神医学の知識を身につけていなければいけない理由」と改めて問われて、ハッとしてドキッであり、赤面状態である。

私は、精神医学の基礎知識を身につけた教師は、①個に合った教材の開発に努めていける、②指導方法の工夫改善により個への配慮ができる、③組織としての指導体制づくりをし、多くの教師の目で子どもを見届ける必要性を理解できる、④何よりも子どもをなるべく正確に見取る力になる、⑤そして経験主義からの脱却を図ることができる、または努めることができる、と考える。つまり一人ひとりの特性を生かしながら能力を伸ばすことを要求されている教師にとって、確かな専門性という点から不可欠になる基礎知識である。

……(中略)……本校では、「児童を理解する日」として各学級における問題児(あえてここでは問題児という言葉を使う)事例研修を定例で行っている。私は、問題児を、(ア)あくまでも教師の指導に合わない子ども、(イ)手に余る子ども、(ウ)障害のある子ども、ととらえている。この事例研修にあがってくる子どもは不登校傾向を示す児童が多い。その理由・原因は様々ではあるが、最近は、ADHD・LDの症状がありながら……(中略)……このようなケースにこそ教師側に「精神医学の基礎知識」があれば少し心のゆとりが生まれ、また個人を理解するうえで役立つものと考える。

昨年度本校では、従来の事例研修に加え拡大事例研修に取り組んだ。「授業中、落ち着きのない子が目立つ」「特定の教科でつまずいている」「どうも人間関係がうまく取れない」などのケースについてである。学級担任+学年+教科担任からのレポートをもとに、具体的な場面での子どもの動きから、子どもの指導や支援、子ども理解(とらえ方)を考えていくという、臨床心理士による研修であった。また、一般雑誌に掲載されているADHDの判断基準を参照しながら、教師側として留意しなければならない点などについても具体的な指導を受けた。結果、その研修以後、職員室内で子どもの話題にもその視点が生かされている。

このような例からも、教師は「精神医学の基礎知識を身につけていなければいけない」ととらえている。また、より具体的で効率のよい研修の企画を望むものである。

百点！　むしろ百点以上と言ったほうがいいですね。というのも、出題者としてはもちろん模範解答みたいなものを設定しているわけですが、私が思っていた以上のものを、ここに示していただいたからです。勉強になりました。なるほど、これが教育者の視点ですね。

ちなみに、私が設定していた模範解答の要素とは、

①何らかの精神障害のある児童生徒と、現実に教員は普段から（必ず）接している。
②対応によって、その予後は大きく変わってくる。
③対応の中身は、各精神障害によって、しばしばまったく違ってくる。
④多くの精神障害は、早期に発見され、早期に適切な援助を受けられたならば、その予後はよい。
⑤教員は早期発見・早期介入の可能な立場にいる。
⑥精神障害は、しばしば偏見やスティグマ（烙印）を伴っているが、そうした社会的状況を改善するためにも子どもたちへの教育が重要である。
⑦そのためには、まず教員が精神障害に対する正確な知識をもち、偏見を解消しておかなければならない。

なんですが、これは当然ながら私の専門、精神保健学的視点に偏ったものになっています。いただいたお答えの中身は、これらの多くの点を踏まえつつ、そこに教育学的な視点が加味されているという点で、非常に勉強になりました。ありがとうございました。

「経験主義」について少し触れられていますが、私は「経験主義」自体は別に悪いものじゃない、むしろいいものだと思っています。そこに精神医学の知識を加えていただいて、先生方が蓄えてこられた経験を整理する、あるいはそれらに科学的根拠を与える、そうしたことにお役に立てれば幸いだと感じております。

4

＜診断＞は＜アセスメント＞

さて、精神障害全体の話で、あといくつか重要な点がありますので、解説を続けましょう。

第一点は、**臨床上**「＜診断＞は＜アセスメント＞でなければならない」ということです。

＜アセスメント＞は通常「査定」と訳されますが、これは＜分類＞や＜評価＞と同じものではありません。アセスメントは実際、分類や評価**以上**の作業です。つまり、分類するだけでは、あるいは評価するだけではアセスメントとは言えないということです。そこに「援助・対応方針」がセットとなって、初めて臨床アセスメントと呼ぶことができるのです。

臨床上、診断を単に人間の分類**だけ**に、あるいは単に人間の評価**だけ**に用いてはいけません。もしそれだけに用いるのであれば、診断は人々に対する単なる「レッテル貼り」にすぎないことになります。そこから何が生み出されるかは皆さんにも容易に想像されることでしょう。

確かに単なる分類**だけ**、あるいは評価**だけ**の診断であっても、何か診断名がつくと安心するということもあるかもしれません。まあ、安心しないよりはするほうがいいですから、それでもいいのかもしれませんが、ただこの場合の安心感って「だからどうしようもない」といったものであることが多くて、これだとやっぱりちょっとねぇ……。

臨床医の下す診断は、ちゃんと〈アセスメント〉になっているはずです（なってなきゃ困ります）。診断によって、例えば処方の内容が変わってくるでしょ。ほら、ちゃんと対応がセットになってる。誤診したら対応を間違えることになって、場合によっては患者さんの生命にかかわってくる。だから診断が重要なんです。もちろん〈アセスメント〉としての〈診断〉のことですが。

5

ＤＳＭの限界

ところが、先ほどご紹介したＤＳＭというのは、世界各国で行われる研究において診断基準を統一させるために、つまり基本的には研究目的のために開発されてきたものでして（ＤＳＭのＳは statistical〔統計学的〕の頭文字だと申し上げたのを覚えておられるでしょう）、だから分類や評価**だけ**の域を決して越えるものではないんです。なかにはアセスメントとしては使えない、あるいは臨床感覚にそぐわない分類項目までもが、ここに含まれています。

また、ＤＳＭは、実際には「障害」の分類なんですが、タイトルには「疾患分類」とある。ここが私には気に入らない！　そんな「疾患」なんてねぇよ！　というものまでここには載ってます。例えば、（ＤＳＭ—Ⅳにはないですが）「不登校」なんていう「疾患」はないですよね。「不登校」は一つの

「障害」ではありますが。これに類したことがＤＳＭの中でも起こっているんです。それも疾患と同列にそれらが並んでいるものだから非常に紛らわしい。これでは世間に多大な誤解を与えかねません（ところで、「疾患」と「障害」の違いは大丈夫ですね？　心もとない方は、もう一度、一八ページから一九ページを読み返してください）。

一応ここではＤＳＭ―Ⅳに沿って各論を展開していきますが、ＤＳＭにはこうした限界があるということを十分にお含みおきください。なるべく私もその都度触れるようにはしますが……。

6

診断名は、〈外在化〉的に用いられなければならない

第二点は、「診断名というのは、すべて〈外在化〉的に用いられなければならない」ということです。

〈外在化〉とは、問題や症状を本人およびその周囲の人々の中から取り出し、彼らと切り離し、そこに「名前」を与えて対象化し、それへの対処法を考えていく作業のことです（詳しくは、森俊夫『先生のためのやさしいブリーフセラピー』を参照）。〈診断〉は、この〈外在化〉でいう「名前」に当たるものとして取り扱われなければなりません。決して〈診断〉を本人と同一化したり、その人柄や人間性の話にもっていったりしてはいけません。

一般身体疾患に対しては、（〈外在化〉という言葉を知らなくても）どこでも誰もが普通に〈外在化〉を行っています（例外はありますが）。骨折はあくまで骨折。悪いのは骨折。骨折によって本人が苦しんでいる。骨折と本人を一緒にしたり、骨折から人間性の話になったりはしない。本人

とは分けてますよね。胃潰瘍でも同じ。決して「骨折な人」とか「胃潰瘍な人」とは言わない。

ところが、それが精神疾患となると、すぐ「あの人は○○」とか「あなたは○○」みたいな、その人全体の、「人」とイコールの話になっちゃって、ときには「人間性」が疑われたりもする。しかもこういった傾向が、一般の人々のみならず、医療・心理学関係者の中にもある。これは大変に困った問題です。精神疾患も一般身体疾患も、同じ〈疾患〉のはずなんですけどねぇ。ちょっと疾患の部位が違うだけの話で。

しかし、放っておくとすぐに「精神疾患」＝「人」になっちゃうのが現実ですから、私たちは意識して〈外在化〉的姿勢を堅持するよう努めなくてはなりません。「人」と「疾患」はきちんと分ける。「人」は「いい人」、困るのは「疾患」。あなたもこの「疾患」のために困っている。だからあなたと私たちでその「疾患」をやっつけて、または乗り越えていこうね。これが〈外在化〉的姿勢です。

先ほど診断がつくだけで安心する場合もあるという話をちょこっとしましたが、こうした〈外在化〉的プロセスを通して安心したのであれば、それはいい安心です。

７

「こころを病んでいる」なんて言わないで！

精神疾患はよく「こころの病」などと呼ばれます。はっきり言って私は、この呼び方が嫌いです。「精神疾患」とか「精神障害」とかいう固くて手垢のついた言葉じゃなくて、もっと耳あたりのいい言葉にしたいという、その趣旨はよくわかるのですが……。

というのも、「こころ」って言ってしまうと、やっぱり話が全人格的な方向に広がっていっちゃうじゃないですか。それだと〈外在化〉の方向と反しますよね。それにね、「こころを病んでいる」なんていう言い方は、言われた方々にとってはどうなんでしょう？　逆に最低・最悪なことを言われたように聞こえるんじゃないかと、私なんかは思うんですけど……。

私は、わが国で精神障害当事者運動をやっていらっしゃる、ある障害者の方を存じ上げているのですが（この方には毎年一回、東大医学部で講義をしていただいている）、この方も実際よくこうおっしゃっています。

「私たちは、決してこころは病んでいません。犯罪をする危険な人間ではありませんし、歪んだ人間でもありません。どちらかというと、素直すぎるくらいに素直な人たちが多いのです。

もちろん精神障害者の中にも犯罪をする人はいますし、人間的にどうなんだろうと思う人も、それはいます。ただ、そうした方は一般の方々の中にも実際たくさんいらっしゃるでしょう。精神障害を抱えていることと、そうしたこととは、また別の問題なのです。

私たちは、脳機能の障害があるために、生活上の様々な困難を抱えています。その困難は病気からくるもの、それはもちろんあるのですが、それだけではなく、精神科医療からくるもの（例えば薬の副作用とか長期入院による弊害とか）、社会的偏見からくるものも同時にあるのです。私たちは、これらすべてを克服していかなくてはなりません。

皆様にどうかお願いします。私たちのことを『こころを病んでいる人間』というふうに見ないでください」

第２章

精神遅滞と特異的発達障害（ＬＤ等）

さて、では各論に入りましょう。

本書ではＤＳＭ—Ⅳのラインナップに沿ってそれぞれの精神障害を紹介していきます。ＤＳＭ—Ⅳにおいて最初に登場する大分類は、＜**通常、幼児期、小児期、または青年期に初めて診断される障害**＞です。この大分類のなかには学校の先生やスクールカウンセラーにとって、おなじみかつ重要なものがいくつも含まれていますので、特に重要な障害についてはその対応も含めて少し詳しく解説しつつ、この大分類に関することのみで本シリーズ第1巻を構成させていただこうと思います。

まずこの大分類のなかで最初に登場するのが＜**精神遅滞**＞で、次が＜**学習障害（ＬＤ）**＞、そしてその周辺の障害へと続きます。まずはここまで一気にお話し申しあげますが、最初にお断りしておきます。＜精神遅滞＞や＜ＬＤ＞等に対して、精神医学はあまりお役に立てません。これらへの対応は、優れて教育学的な、あるいは福祉的な問題です。したがって、ここではごくごく簡単に、主に診断学的な問題に絞って解説させていただきたいと思います。

1

精神遅滞 Mental Retardation（ＭＲ）

＜**精神遅滞**＞は、全般的に知的発達の遅れが認められる、いわゆる知的障害のことで、個別施行による知能検査（例えばＷＩＳＣとかビネーとか）で**ＩＱ**（Intelligence Quotient **知能指数**）**がおよそ七〇以下、かつ現在の適応機能の欠陥または不全が存在するもの**のことです。**発症が一八歳以前**のものに限られます。幼児のＩＱを測定することは困難ですし、また発達の個人差が大きいので、三歳頃まではこの診断をつけることに慎重であるべきです。**ＩＱが七一〜八四**の場合は、＜**境界知能**＞と呼ばれます。

ＤＳＭ―Ⅳで＜精神遅滞＞はⅡ軸診断となります。ＤＳＭ―Ⅳは全五軸の多軸評定システムを採っていて、Ⅰ軸：「臨床疾患」、Ⅱ軸：「精神遅滞」と「パーソナリティ障害」、Ⅲ軸：「一般身体疾患」、Ⅳ軸：「心理社会的および環境的問題」、Ⅴ軸：「機能の全体的評定」となっています。知能とパーソナリティの問題は、Ⅰ軸の精神疾患とは別に評定することになっています（つまり、重複診断が可能）。

ここでの診断学上のポイントは二つです。

まず、＜**精神遅滞**＞**の診断はＩＱだけで決まるのではなく、適応機能状態を加味して判断する**という点。つまり仮にＩＱが七〇以下であったとしても、特に適応上大きな問題がなければ、この診断はつかないということ。

二つめは、**ＩＱは決して固定的なものではなく、変動する**ものだという点。もちろん発達によって変わりますし、テスト状況によっても変わります。用いる検査によっても変わるかもしれません（ＷＩＳＣよりもビネー式のほうがＩＱが高く出るという**噂**があります）。

ここで長尾圭造先生のお言葉を紹介しておきます。

「精神遅滞も治ります。…（中略）…（知能は）急には変わりません。しかし、訓練や環境調整により社会生活上、自立することは可能となります。そうなれば精神遅滞とは呼びません」（『心の家庭医学』保健同人社、四三五頁）

精神遅滞の原因は様々です。原因不明のもの(これを「生理的要因」と呼ぶ)、染色体異常(例えばダウン症候群など)を含む遺伝的要因、感染・中毒・出産時障害・外傷といった外因などです。養育環境が極めて劣悪な場合にも同様の状態は起こり得ますが、この場合は〈仮性精神遅滞〉と呼ばれ、早期に環境が調整されれば、知能はその後発達するでしょう。

2

学習障害 Learning Disorders(LD)

一口に〈**発達障害** Developmental Disorders〉と言ってもいろいろなものがあるのですが(前述の精神遅滞もその一つ)、そのなかに〈**特異的発達障害**〉と呼ばれる一群の障害があります(表2参照)。これは**全般的な発達に遅れはない(すなわち精神遅滞ではない)ものの、一部の領域の発達が特異的に遅れているもの**のことで、〈**学習障害(LD)**〉は、この特異的発達障害の代表的なものです。

今、LDの概念は非常に混乱しています。

本節のタイトルで learning disorders の略語としてLDとしましたが、learning disabilities という言葉もあって(というか、こちらのほうが一般的)、これもLDです。後者は、場合によっては精神遅滞も含めることすらある発達や学習の遅れに関する非常に幅広い概念です。英国の精神医学論文で learning disabilities と出てきた場合は精神遅滞のことを指すように、どこの国のどの立場の人が何の略語としてLDという言葉を使っているかで、その中身がまったく変わってしまいます。また精神医学領域で言うLDと教育学領域で言うLDも、中身が違います。大雑把に言うと、教

表２　DSM-IV-TR に掲載されている特異的発達障害

学習障害 Learning Disorders（LD）

読字障害 Reading Disorder：標準化検査で測定された読みの到達度が、年齢、知能、教育程度に応じて期待されるものより低い

算数障害 Mathematics Disorder：標準化検査で測定された算数の能力が、年齢、知能、教育程度に応じて期待されるものより低い

書字表出障害 Disorder of Written Expression：書字能力が、年齢、知能、教育程度に応じて期待されるものより低い

特定不能の学習障害 Learning Disorder Not Otherwise Specified

運動能力障害 Motor Skills Disorder

発達性協調運動障害 Developmental Coordination Disorder：協調運動の必要な行為が、年齢、知能に応じて期待されるものより下手である（例えば、「歩く」「這う」「座る」ことの遅れ、物を落とす、「不器用」、スポーツが下手、書字が下手など）

コミュニケーション障害 Communication Disorders

表出性言語障害 Expressive Language Disorder：標準化検査で測定された「言葉で表現する」能力が、非言語的能力や「言葉を理解する」能力に応じて期待されるものより低い（例えば、語彙が少ない、時制や「てにをは」の誤り、単語を思い出せない、長く複雑な文章を作れないなど）

受容－表出混合性言語障害 Mixed Receptive-Expressive Language Disorder：標準化検査で測定された「言葉を理解する」能力と「言葉で表現する」能力がともに、非言語的能力に比べて低い

音韻障害（以前の発達性構音障害）Phonological Disorder：年齢発達に相応する発音がきちんとできない、あるいは、何かの音を省略してしまうなど

吃音症 Stuttering

特定不能のコミュニケーション障害 Communication Disorders Not Otherwise Specified

育学領域で言うＬＤのほうが広い概念です。

ＤＳＭ―Ⅳで言うＬＤは、「読字障害」「算数障害」「書字表出障害」「特定不能の学習障害」の四つだけを指します。要するに、**全般的な知能に遅れはないものの（あるいは全般的な知能と比較して）、「読み」「書き」「算数」のどれかの発達が特異的に遅れているもの**のことです（「特定不能の学習障害」とは、それらの軽いもの）。視覚や聴覚などに障害がある場合は、それを考慮してもなおその遅れを説明できない場合につけられます。

では、教育学領域で言うＬＤはどうなっているでしょう。例えば文部科学省はＬＤを次のように定義しています。

「ＬＤとは、基本的には全般的な知的発達に遅れはないが、聞く、話す、読む、書く、計算する又は推論する能力のうち特定のものの習得と使用に著しい困難を示す様々な状態を示すものである」

つまり、ＤＳＭ―Ⅳで言うＬＤに、「聞く」「話す」能力の発達の遅れ（ＤＳＭ―Ⅳでは〈**コミュニケーション障害**〉に含まれる）と「推論する」能力の発達の遅れ（これはＤＳＭ―Ⅳにはない）が付け足されているということです。

さらにここに、非言語的コミュニケーションの発達の遅れ、空間認知や方向性の障害、運動能力障害、そして情緒障害（ちなみに「情緒障害」という言葉は精神医学領域にはない）も含める場合があります。だから、ＬＤが特異的発達障害とほとんど同じ意味になってしまっていたり、〈**広汎性発達障害（ＰＤＤ）**〉や〈**注意欠陥／多動性障害（ＡＤＨＤ）**〉など他の障害とだぶってしまっていたりする。

私（森）は、立場上どうしても考え方が医学寄りになってしまいますが、それを差し引いたとしても、一つの概念というのは、できるだけ狭く定義したほうがいいように思います。そうでないと、それがいったい何を指しているのかわかんなくなっちゃう。「あの子はＬＤだ」とおっしゃる方が、いったいどういう意味で、何を指してそう言っているのかわからないといった体験を、私は何度もしています。

ですので、私としては、ＬＤの定義は広くとも文部科学省のものくらいまでに留めて使われることをお勧めします。また、「情緒障害」という言葉は使わないほうがよろしいかと思います（本当にこれは何を指しているのかわからない）。

ＬＤは、このようにいろいろな意味で用いられていますが、立場を越えて一つだけ一致している点があります。それは、「ＬＤの原因は、主に先天的な脳機能の障害である」という点です。文部科学省の定義においても、「**ＬＤは、その原因として、中枢神経系に何らかの機能障害があると推定されるが、視覚障害、聴覚障害、知的障害、情緒障害などの障害や、環境的な要因が直接的な原因となるものではない**」とされています。

突然話が変わりますが、ブリーフセラピーの源流であるミルトン・エリクソン博士もＬＤだったんです。彼には〈読字障害〉があって、六歳になるまで「3」と「m」の区別ができませんでした。また、高二になるまで辞書がアルファベット順に並んでいるということが理解できなかったのです。でも、後にすごい人になりましたよね。ですので、確かにＬＤには何か先天的な脳機能の障害はあるのですが、後に発達しないわけではないという点は押さえておいてください。

3

運動能力障害Motor Skills Disorder（発達性協調運動障害Developmental Coordination Disorder）

運動能力の発達が特異的に遅れているもののことですが、ここに出てくる「協調運動」Coordination というのが、やや難しいかもしれません。

元来、運動というのはどれも「協調運動」なんです。運動するのに一つの筋肉系や骨格（関節）系だけを使うものなんてなくて、必ず複数の筋肉系や骨格系を使うわけです。例えば「歩く」にしたって、右脚を前に出したときは、左手が自然と前に出てくる。このように複数の筋肉系や骨格系を同時にバランスよく使って運動することを「協調運動」と言います。この同時バランスが崩れてくると、動きが奇妙に見えたり（例えば歩くとき右脚と右手が同時に出るとか）、その運動がうまくできなかったりということが起こります。

発達障害系の子どもたちの動きが、多かれ少なかれギクシャクしたような、奇妙な感じに見えるのは、これのせいです。

（うちの長男なんかも、かなりこれが入ってましてね。本当に運動が苦手。手先も不器用。本人もコンプレックスを感じてるみたいです。でも頑張ってバレーボール部やってて、先日、「五〇メートル走8秒2になった！」とか言って喜んで帰ってきました。ガンバレ！）

4

コミュニケーション障害 Communication Disorders

ＬＤは「読み」「書き」「算数」の障害でしたが、コミュニケーション障害は「話す」「聞く」能力の発達の遅れです（三五ページの表２参照）。

「聞く」能力の遅れはないが、「話す」ことに遅れがある場合が〈**表出性言語障害**〉、「話す」「聞く」両方に遅れがある場合が〈**受容－表出混合性言語障害**〉です。じゃあ〈受容性言語障害〉はないのかというと、成人ならありえますが、子どもの場合「聞く」能力が障害されていると「話す」能力も発達しませんので、それはありません。

〈**音韻障害**〉は、うまく発音ができないという障害ですが、実はミルトン・エリクソンはこの障害も持っていたんです。彼の場合、高二まで、例えば comical（コミカル）、vinegar（ビネガー）、government（ガバンメント）、spoon（スプーン）を発音すると、co-mick-al（コウミックアル）、vingar（ビンガー）、goverment（ガバメント）、mung（マンク）になってしまったのです。

〈**吃音症**〉は、皆さんよくご存知のように、単語の最初の音が重なってしまったり、すぐに出てこないという障害のことですが、ＤＳＭ－Ⅳ上これも〈コミュニケーション障害〉に分類されています。ただ、一般的にこれは〈特異的発達障害〉の中には含めないことが多いと思われます。

5

特異的発達障害全般について

特異的発達障害はすべて、その基礎に何らかの脳機能の障害が存在しています。しかしそれらは多く、発達に伴って生活上支障がないところまで改善していく(つまり「治る」)でしょうし、適切な指導援助があれば、その発達は一層促進されていくでしょう。

エリクソンの場合、読字障害のほうは自己催眠トランス体験によって自然に治りました。音韻障害のほうは先生の指導(例:「ガバメント」の間にLa Verneラバーンという友人の名前を入れたgoveLavernement ガブラバーンメントという造語を発音させ、そこから「ラバーン」を取ったら、「ガバンメント」が発音できた)が有効でした。こうした何らかの学習上の**コツ**を伝えてあげられればいいですね。

6

「軽度発達障害」について

最近、教育界において、特別支援教育とのからみで「軽度発達障害」という言葉をよく耳にします。

文部科学省が出している特別支援教育のいわゆる「ガイドライン」を見ると、そのターゲットは「LD、注意欠陥/多動性障害(ADHD)、高機能自閉症」となっていますが、おそらくこれが

「軽度発達障害」の中味で、つまり「軽度」の意味は「精神遅滞を伴わない」ということでしょう。

ＡＤＨＤや自閉症については、後の章で詳しく述べますが、これらをＬＤと併記するようになったことはよいことだと思います。従来は、ＬＤとか「情緒障害」という言葉のなかに、行動、感情、対人関係上の問題をもつ子どもたちをも含めていた感があります。そうではなくて、ＬＤとは特定の領域における学習発達の問題とし、行動、感情、対人関係上の問題は、例えばＡＤＨＤや自閉的傾向といった側面からとらえる、これが正しい見方だと思われます。

第3章

広汎性発達障害（PDD）

次は、〈**広汎性発達障害** Pervasive Developmental Disorders：PDD〉です。ＰＤＤは〈**自閉症スペクトラム障害** Autism Spectrum Disorders：ASD〉とも呼ばれ、幼少期より「**自閉的傾向** autistic」を示す障害の一群のことです。

「自閉的傾向」と言っても、「口をきかない」とか、「閉じこもっている」あるいは「引きこもっている」という、世間一般で言われるいわゆる「自閉」とはちょっと違います。実際、「自閉的傾向」をもつ人のなかにもよくしゃべる人はいますし、決して引きこもっているわけではない人もいます。

では、「自閉的傾向」とはどのようなものなのか？　表３に、ＰＤＤの中でも代表的な障害である〈**自閉性障害** Autistic Disorder〉（いわゆる**自閉症** Autism）のＤＳＭ─Ⅳでの診断基準を示します。

1

自閉的傾向

「自閉的傾向」とは、簡単に言うと、表３の〈自閉性障害〉の診断基準にある**(1)対人的相互反応における質的な障害**と**(3)行動、興味、活動の限定された反復的で常同的な様式**のことで、これがＰＤＤ全般に見られるのです。

まず(1)ですが、「対人的相互反応 social interaction」とは、要するに「人とのかかわりにおけるやりとり（キャッチボール）、つまり一方的ではないもののこと」で、その「量」ではなくて「質」の部分の障害です。で、その「質」とは、とりわけ非言語的なやりとり、および、人（自分も含めて）の「気持ち」を把握し表現することの困難です。

(3)は儀式的でいつも決まったやり方をしたり（それができないとパニックを起こす）、興味や関心

表３　DSM-IV-TRにおける自閉性障害の診断基準

自閉性障害 Autistic Disorder

Ａ．(1)、(2)、(3)から合計６つ以上

(1) 対人的相互反応における質的な障害。以下のうち２つ以上

(a) 目と目で見つめ合う、顔の表情、体の姿勢、身振りなど、対人的相互反応を調節する多彩な非言語的行動の使用の著明な障害

(b) 発達の水準に相応した仲間関係を作ることの失敗

(c) 楽しみ、興味、達成感を他人と分かち合うことを自発的に求めることの欠如（例：興味ある物を人に見せる、持って来る、指差すことをしない）

(d) 対人的または情緒的相互性の欠如

(2) コミュニケーションの質的な障害。以下のうち１つ以上

(a) 話し言葉の発達の遅れまたは完全な欠如（身振りや物まねのような代わりのコミュニケーションで補おうという努力もない）

(b) 十分会話があっても、他人と会話を開始し継続する能力の著明な障害

(c) 常同的で反復的な言語の使用または独特な言語

(d) 発達水準に相応した、変化に富んだ自発的なごっこ遊びや社会性をもった物まね遊びの欠如

(3) 行動、興味、活動の限定された反復的で常同的な様式。以下のうち１つ以上

(a) 強度または対象において異常なほど、常同的で限定された興味だけに熱中する

(b) 特定の機能的でない習慣や儀式にかたくなにこだわる

(c) 常同的で反復的な衒奇的運動（例：手や指をぱたぱたさせる、ねじ曲げる、あるいは複雑な全身の奇妙な動き）

(d) 物体の一部に持続的に熱中する

Ｂ．３歳以前に始まる、以下の領域の少なくとも１つにおける機能の遅れまたは異常：(1)対人的相互反応、(2)対人的コミュニケーションに用いられる言語、(3)象徴的または想像的遊び

Ｃ．レット障害または小児期崩壊性障害ではうまく説明されない

の範囲が非常に狭かったりということを指します。一言で言うと、「非常に強いこだわり」があるということです。

ここに(2)のコミュニケーションの質的な障害(つまり言語の障害)が加わると〈自閉性障害〉ということになりますが、少なくとも(1)と(3)はすべてのPDDに存在します。

ちなみにPDDには〈自閉性障害〉のほかに四つの障害――〈**レット障害**〉〈**小児期崩壊性障害**〉〈**アスペルガー障害**〉〈**特定不能の広汎性発達障害**〉――が含まれます。〈レット障害〉と〈小児期崩壊性障害〉は、発生の稀な、しかし重篤なPDDで、〈アスペルガー障害〉は先ほどの(1)と(3)だけがある障害のこと、〈特定不能の広汎性発達障害〉はこれらのどこにも分類されないもの(多くは「軽い」PDD)です。

これら他のPDDについては後にふれることにして、(1)と(3)についてもう少し詳しく見ていきましょう。

対人的相互反応の質的な障害

DSM―Ⅳの〈自閉性障害〉の診断基準は、とてもコンパクトで、よくできていると私は思います。

まあ、あえて論点をあげるとすれば、(2)―(d)の「ごっこ遊びの欠如」というのを、このまま(2)に入れておくのか、(1)のほうに入れるのか(はたまた(3)に入れるという考え方もないわけではない)という点がありますが、まあ……いいでしょう。

表中の言葉は結構難しいので、丁寧に説明していきましょう。

まず、(1)―(a)からです。自閉症圏の人たちはアイ・コンタクトが難しく、会話の最中もこちらを見ないでどこか別の所を見ていたりします。それもあって、こちらが言葉ではなく表情や姿勢、身振りなどの**非言語的コミュニケーション**を通して伝えるメッセージを読み取ることが難しい(だって見てないんだもん)。また、本人もそれを用いてメッセージを発信することが難しい。一説には、通常、コミュニケーション全体における非言語的コミュニケーションの占める割合は七割以上だと言われていますので、これができないと、人とのコミュニケーションを円滑に行うことは非常に困難となります。

(1)―(b)で注意する点は、「**仲間関係**」というのが単に「一緒に遊ぶ」こと以上の意味を持っているという点です。

　自閉症圏の子どもたちでも友達と一緒に遊ぶことはあるでしょう。でもそれは、例えば一見TVゲームで友達と一緒に遊んでいるように見えたとしても、その友達は単なる「対戦相手」以上の意味がない、相手が別にその子でなくてもいい、場合によっては相手がコンピューターでもいい(しばしばコンピューターのほうがいい)のかもしれません。もしそうだとすると、これでは友達と「仲間関係」にあるとは言えません。

　あるいは、例えば電話帳を読み上げるのが好きな自閉症圏の子がいて、友達に読んで聞かせているとします。これも一見「一緒に遊んでいる」ようには見えます。友達のほうも最初は面白そうに聞いていている。しかし当然、そのうち友達のほうは聞いているのに飽きてきて、他所に行こうとする。すると、その友達の袖ぐりをつかんで怒り出したり、場合によっては叩いちゃったりする。「ちゃんと聞いてろ！」と。この場合も、自閉症圏の子どもにとって、友達は「自分が読んでいるのを聞いている人」以上の意味がないわけです。これも「仲間関係」とは言えません。

　どうしてこういうことが起こるのか？　一つには、(1)―(c)の問題があるからです。自閉症圏の人たちは、楽しみや興味、達成感などを人と共有することが困難なのです。彼らは何らかの目的(自分が欲しいものを得るとか、嫌なものを避けるとか)のために人とかかわることはできますが(これを「**道具的相互反応**」と呼ぶ)、人と一緒にいること自体を楽しみ、その楽しさや充実感の体験を相手と共有する(これを「**体験共有的相互反応**」と呼ぶ)ことが難しいのです。でも、真の「仲間関係」を築くためには、この「体験共有的相互反応」が不可欠なのです。

また、(1)—(d)の問題の存在も、対人関係を結ぶ際に大きなネックとなります。「**対人的または情緒的相互性**」とは、要するに「〃気持ち〃のやりとり」のことで、相手がどんな気持ちでいるのかを察知することも、自分の気持ちを把握し、それを上手に相手に伝えることも自閉症圏の人たちには難しいのです(これは「共感性の欠如」とも呼ばれます)。「気持ち」という抽象的なものばかりか、自分の「痛み」とか「疲労」といったより基本的な身体感覚の認知も障害されていることがあります(だから例えば、血を流していても平気にしていたり、全速力でずっと走り続けて突然バタッと倒れたりする。自分のことですらそうなのだから、ましてや人のことは「認知」できない)。ものの感じ方や受け取り方が独特なのです。

療育の際は、こうした障害の存在をきちんと把握し、ここをどのようにして伸ばしていくか、これが一つの重要なポイントとなってきます。

行動、興味、活動の限定された反復的で常同的な様式

(3)—(a)は、興味や関心がある特定の狭い範囲のことだけに向けられ、いつもそれをしているという意味です。興味の対象は人それぞれで、数字が好きな子もいれば、蛇口から水がポタポタ落ちるのを見ているのが好き、ある特定のコマーシャルが好きでいつもその台詞を言っている(し

かも場違いなときに）とか、昔私が会った子で商店街に飾られている造花が好きな子もいました（彼の部屋はとってきた造花でいっぱい！）。対象はいろいろですが、その興味の範囲が非常に狭く、またしばしば奇妙であること、それと関連のあることをしている時間が長いこと、しかも決まりきったやり方でそれをしているという点は共通しています。

「決まりきった（しばしば奇妙な）やり方」で行うというのが(3)―(b)です。また、仮にそれほど奇妙なやり方でなかったとしても、彼らは共通して手順というものに非常に強いこだわりを持っています。そしていつもやっているやり方でできないと、しばしばパニックを起こします。

道の端から五〇センチメートルの所を正確に歩いていく人がいました。道の角は直角に曲がります。それができないとパニックになるのです。正確に歩くことは悪いことではありませんが、これでは少なくとも東京の道は歩けません。だって、道端にはいろんな物が置いてあるし、車だって止まっている。そういう場合、普通はよけて歩くわけですが、彼にはそれができない。駐車している車のところでパニックを起こしているのです。

一度覚え込んだ「ルール」にも非常に厳格です。だからクラスの子たちがほんの少しでもそのルール違反を犯したりすると、猛烈に怒り出すでしょう。そうしてトラブルが起こる。

(3)―(c)の「衒奇 mannerism」というのは精神医学用語で、「わざとらしさ、不自然、奇妙、奇異」という意味です。統合失調症の一つの症状名として用いられることの多い用語ですが、ここにも登場しています。自閉症圏の人たちによく見られる衒奇的運動には、表中の例にありますように、手をぱたぱた（というか、ヒラヒラ）させるというのがあります。眼の前で手をヒラヒラさせているんですね。あと、ちょっと危ないんですが、壁に頭を打ちつけるという常同行為がある場合もあります。

(3)―(d)の「物体の一部に熱中」というのは、例えば子どもが車のおもちゃで遊んでいるとしますよね。普通はそういう場合、車のおもちゃを使っていろんなことをして遊ぶわけです。それが自閉症圏の子どもの場合、例えばずっと眼の前でタイヤをクルクル回し続けている。それで喜んでいる。つまり「タイヤ」にしか興味がないわけです。これは(3)―(a)の障害の一つの現れ方として理解していただいてよいかと思います。

だいたい「**自閉的傾向**」の意味はつかんでいただけたでしょうか？

追加して、ここに(2)―(d)の「**ごっこ遊びの欠如**」という項目も、「自閉的傾向」に含めてよいでしょう。これもＰＤＤ全般でしばしば認められる症状です。

彼らはしばしば「ごっこ遊び」をしません(というか、できません)。例えば「ままごと」で、「あなたはパパで私はママよ」と言われても、「僕は○男で、パパじゃない！」などと、架空の役割をとれない。逆に架空の人物、例えば「僕はウルトラマン」ということになったらなったで、本気で「ウルトラマン」しちゃって友達(怪獣)をやっつけちゃう。つまり、ウルトラマンの「ふり」ができない。「ふり」をして遊ぶことができない。

おわかりいただけましたか？「自閉的傾向」とは何かが……。

2 自閉性障害

では、ＰＤＤに含まれる障害の代表的なものである〈**自閉性障害**〉をみていきましょう。

自閉性障害 Autistic Disorder（いわゆる自閉症 Autism）の診断基準

四五ページの表３に示したとおり、〈自閉性障害〉とは、**A—⑴対人的相互反応における質的な障害、A—⑶行動、興味、活動の限定された反復的で常同的な様式**（これらが「自閉的傾向」）に加えて、**A—⑵コミュニケーションの質的な障害**があり、これら障害の徴候は三歳以前から認められ（B項目）、しかも〈レット障害〉でも〈小児期崩壊性障害〉でもない（C項目）もののことです。

〈レット障害〉と〈小児期崩壊性障害〉は稀な障害ですので、ここではＤＳＭ—Ⅳの診断基準だけ表にして紹介しておきます（次ページ表４）。ちなみに、〈レット障害〉は女児だけに出現する原因不明の障害です。

自閉性障害におけるコミュニケーションの質的な障害

「コミュニケーションの質的な障害」について、少し詳しく解説しておきましょう。

「コミュニケーションの質的な障害」とは、要するに、「言葉（主に話し言葉）の発達の遅れや障害」のことです。

表３のA—⑵—(a)にありますように、自閉性障害においては、**言葉の発達の遅れ**があります。「マンマ」などの言葉の出始めが遅かったり、一語文が二語文、三語文〜へとなかなか展開していかなかったりするかもしれません。

あるいは、最初は普通に言葉の発達が見られていたのに、あるとき（二歳頃までに）を境に急に言葉を失うという経過をたどる（ただし、徐々にではあるがその後また発達していく）ものもありま

表４　DSM-IV-TR におけるレット障害と小児期崩壊性障害

レット障害 Rett's Disorder

A．以下のすべて：

(1) 明らかに正常な胎生期および周産期の発達

(2) 明らかに正常な生後５ヵ月間の精神運動発達

(3) 出生時の正常な頭囲

B．正常な発達の期間の後に、以下のすべてが発症すること：

(1) 生後５〜48ヵ月の間の頭部の成長の減速

(2) 生後５〜30ヵ月の間に、それまでに獲得した合目的的な手の技能を喪失し、その後常同的な手の動き(例：手をねじる、または手を洗うような運動)が発現する

(3) 経過の早期に対人的関与の消失(後には、しばしば対人的相互反応が発達するが)

(4) 協調不良の歩行と体幹の動き

(5) 重症の精神運動制止を伴う重篤な表出性および受容性言語発達障害

小児期崩壊性障害 Childhood Disintegrative Disorder

A．生後少なくとも２年間の明らかに正常な発達があり、それは年齢に相応した言語的および非言語的コミュニケーション、対人関係、遊び、適応行動の存在により示される

B．(10歳以前に)以下の少なくとも２つの領域における、以前に獲得された技能の著しい喪失：

(1) 表出性または受容性言語

(2) 対人的技能または適応行動

(3) 排便または排尿の機能

(4) 遊び

(5) 運動能力

C．以下の少なくとも２つの領域における機能の異常：

(1) 対人的相互反応における質的な障害

(2) コミュニケーションの質的な障害

(3) 運動性の常同症や衒奇症を含む、限定的、反復的、常同的な行動、興味、活動の型

D．この障害は他の特定の広汎性発達障害または統合失調症ではうまく説明されない

す。このように正常に進んできた発達がある時点でいったん後退するというタイプの自閉症のことを＜**折れ線型自閉症**＞と呼びます。＜レット障害＞や＜小児期崩壊性障害＞も、経過としては＜折れ線型＞です。

また、彼らは非言語的コミュニケーションの障害を併せ持っていますので、言葉の発達の遅れは身振り手振り、あるいは表情などで補われることがありません。指差しをしない、あるいは指差しを理解できないという子もよく見かけます。

ただ、特に一般読者（例えば保護者）の方々にご注意申し上げますが、「この子は言葉の発達が遅れているから自閉症だ」などと短絡的に思い込まないでください。前節で申し上げましたように、ＰＤＤの基本は「自閉的傾向」にあります。ここで言っているのは、＜自閉性障害＞の場合は言葉の発達**も**遅れているでしょうということであって、言葉の発達**だけ**が遅れている子ももちろんいるわけで、これは＜自閉性障害＞ではありません。その場合、まあ、診断をつけたいのであれば（言葉の発達は個人差がとても大きいので、別につけなくてもいい）、第２章でお話しした＜コミュニケーション障害＞のどれかということになるのでしょう。

表３のＡ―⑵―⒝の「（十分会話があっても）**会話を開始し継続する能力の著明な障害**」というのは、ちょっと混乱する表現ですね。これはつまり、自分からは話し出さないとか、会話が続かないとか、あるいは逆に一方的にずっとしゃべり続けているとか、その場にそぐわない話を突然し始めたりするということです。つまり「会話（やりとり）」にならないということですね。

Ａ―⑵―⒞の「**常同的で反復的な言語**」とは、例えばこちらが言ったことを文字どおり「オウム返し」する（「あなたのお名前は？」と聞いたら「あなたのお名前は？」と答えるなど。これを「反響言語」と呼ぶ）とか、同じ言葉を何度も機械的に繰り返す（気に入ったテレビコマーシャルの台詞をずうっと言うなど)というものです。

「**独特な言語**」は、単語の意味内容の異常のことです。例えば一人称と二人称が逆転していたり(「君、クッキーが欲しい」が「僕はクッキーが欲しい」という意味だったりする)、もっと複雑に、「緑に乗れ」が「ブランコに乗りたい」の意味だったり(つまり「緑」が「ブランコ」、「乗れ」が「乗りたい」に対応している。出典：DSM—Ⅲ—R)するようなものです。

これと関連して、以前、情緒障害児通級学級の井上薫先生が私に話してくださったことを思い出します。

自閉症圏のお子さんの中に、授業中教室から飛び出していく子がいる。走る経路が決まっていて(注：A—(3)の障害のため)、ちゃんと最後には教室に戻ってくることがわかっている子の場合は追いかけない。しかし、どこに行っちゃうかわからない子の場合は、追いかける。

その場合、追いかけながら「止まれ！」と叫んではいけない。ますます逃げるようになるからだけではなく、彼らは走っている最中に「止まれ」と言われると、「止まれ」という言葉の意味を「走れ」だと覚え込んでしまうからだ。

だから、とにかくこっちも頑張って走って追いつき、抱きしめて止める。そして「止まれ」と優しく言う。

止めてから「止まれ」。そうすると「止まれ」の意味を正しく覚えてくれる。ちゃんと覚えてくれたら、その後は「止まれ」と優しく言えば止まってくれるようになる。

いやあ、なんと素晴らしい実践！　そして、すごく勉強になる。

このお話の原理は、「行為を完成させてから、言葉を当てる」であり、これは他のいろいろなことに普遍化できることです。とにもかくにもまず、こうした言語認知の障害があるということを覚えておいてください。

言語の意味内容だけなく、話し方も「独特」であることが多いです。たいていは抑揚のない一本調子の話し方をしますし、声のトーンが高いことが多いですね。

Ａ―⑵―⒟の「**ごっこ遊びや物まね遊びの欠如**」については、前節で解説いたしました。ただ、先に申し上げましたが、これがＡ―⑵に入っていることには私はちょっと違和感を覚えます。だってこれは言語発達のことじゃないから。

じゃあ、なぜこれがＡ―⑵に入っているのか？　それは**Ｂ項目**とも関連してくるのですが、言葉がまだ十分に発達していない年齢段階の子どもたちに対しては、言語発達の障害をみるＡ―⑵を診断できない、という診断手続き上の問題が発生するためです。だから言葉にあまり頼らない項目を一つここに入れてあるわけです。が、もしかしたらこれは今後改訂されるかもしれませんね。

自閉性障害の合併症・疫学・病因

以前は、〈自閉性障害〉の八〇％は〈**精神遅滞**〉（ＩＱで言うと七〇以下）を合併していると言われていました。ところが近年になって、その数字はだんだん下がってきており、一九九〇年代後半以降の研究になると、高いものでも七〇％、低いのになると四〇％とするものもあります。

まあ、低い合併率を報告している研究は〈自閉性障害〉全体の有病率を高く報告し（四〇％としている研究では、**有病率〇・三〇八％**、すなわち千人に約三人）、高い合併率を報告している研究でのその有病率は低い（七〇％としている研究では、**有病率〇・一六八％**）という傾向がありますから、要するに〈自閉性障害〉全体を広くとるようになってきたから〈精神遅滞〉との合併率が下がってきたということなのかもしれません。

ちなみに、〈精神遅滞〉を合併していない自閉症を〈**高機能自閉症**〉と呼びます。ですので、今申し上げましたことを逆から言えば、〈高機能自閉症〉についての報告例が近年になって増えてきた、ということです。彼らは知的には遅れていないわけですから、当然、通常の学級に在籍していることがほとんどでしょう。

〈レット障害〉と〈小児期崩壊性障害〉は、全例〈精神遅滞〉を合併しています。

その他の合併症として多くあるのは、〈**てんかん**〉です。三割程度の〈自閉性障害〉に〈てんかん〉が合併していると言われています。

〈**注意欠陥／多動性障害**（ＡＤＨＤ）〉と〈自閉性障害〉の合併問題は微妙です。ＤＳＭ―Ⅳでは、両者の重複診断を認めていません。もし〈自閉性障害〉の診断基準を満たしているのであれば、〈不注意〉や〈多動・衝動性〉の問題が存在していても、ＡＤＨＤの診断はつけずに、〈自閉性障害〉を優先させることになっています。ただ、現実には、〈自閉性障害〉の中にＡＤＨＤの症候群を有している者がいることは事実です。これが〈自閉性障害〉の一症状として出ているのか、ＡＤＨＤとの合併なのかについては、学問上いまだ決着がついていません。

その他、様々な精神障害が〈自閉性障害〉に併発する可能性があります。

なかでも重要だと私が思うのは、〈**気分障害**〉（いわゆるうつ病や躁うつ病など）の併発です。実際に、〈自閉性障害〉と〈気分障害〉が併発する事例は多いように思われますし、また〈自閉性障害〉が「うつ」を併発している場合、これは見逃される可能性が大きいように思われます。なぜなら、彼らが「うつ」のときは周囲から見ると「おとなしい」ですから、逆によい状態である、あるいは「手がかからない」と思われることが多いからです。しかし、「うつ」と自殺はきわめて関連の強いものですから、これは実はとても危険な状態なのです。

＜自閉性障害＞の病因については、まさか今どき「それは親の養育態度である」と思っている人などいないでしょう。原因は不明ですが、**先天的な脳機能の障害**であることは確かであり、後天的な要素はないとされています。昔言われた「親の養育態度」は論外としても、比較的最近のある時期、「三種混合ワクチン（はしか、おたふく風邪、風疹）」の影響が話題になったことがありました。しかしこれも今では否定されており、したがって後天的な要素はすべて除かれたと言っていいでしょう。だから、診断基準のＢ項目にあるように、その徴候は三歳以前にも認められるでしょうし（よく観察していれば）、また本障害の出現には**性差**がある（男子における出現率が女子よりも三～四倍多い）というのも、その根拠の一つとなっています。

とりわけ早い時期での発見は重要です。療育プログラムは、その開始時期が早ければ早いほど効果が高いという証拠があります。理想的には、一歳半健診で発見され、療育プログラムが導入されるといいのですが……。

先ほど申しましたとおり、原因は不明です。遺伝的要因ももちろん一つの要因としてはあるでしょうが、少なくとも「自閉症」という単一遺伝子が存在するわけではありませんし、また、おそらく何となく一般に思われているほどには遺伝の寄与は大きくないのです。例えば、ある双生児研究において、一卵性双生児における一致率（片方が自閉症であったとき、もう片方も自閉症である割合）は三六％だったと報告されています（ちなみに、二卵性双生児における一致率は〇％）。まあ、こんなものなのです。おそらくそれよりも、胎生期（つまりまだお腹の中にいるとき）の脳発達段階で起こった何らかの障害の影響のほうが大きいだろうと考えられています。

3 アスペルガー障害

〈**アスペルガー障害** Asperger's Disorder〉は、〈**アスペルガー症候群** Asperger's Syndrome〉とも呼ばれ、最近よくこの言葉を耳にするようになりました。しかし専門家の間でも、この概念が定着してきたのは、実は比較的最近のことなんです。

アスペルガー障害の歴史

「アスペルガー」というのは、ご存知のように、人の名前です。オーストリア・ウィーンの小児科医で、一九四四年に〈自閉的精神病質〉という概念を発表した人です。「対人関係の乏しい、執着的で興味の限局した子どもたちではあるが、単に発達の遅れでは理解できない、突出した能力の片鱗を有する者」のことをこう呼んだわけです（出典：栗田広『広汎性発達障害』）。この概念が後に発展して、現在の〈アスペルガー障害（あるいは症候群）〉へとつながりました。

ところで、〈自閉的精神病質〉という概念が発表される前年（一九四三年）、アメリカのカナー Kanner という児童精神科医が〈早期幼児自閉症〉という概念を発表しています。これが現在の〈自閉性障害〉へとつながるわけですが、ということはつまり、この二つの概念はほぼ同時期（第二次世界大戦頃）に発表されたということです。が、その後の展開はずいぶんと違い、カナーの〈早期幼児自閉症〉の概念はすぐに広まり各国で盛んに研究されるようになったのですが、アスペルガーのほうはその後四〇年近くほとんど見向きもされない状態でした。注目を浴びるようになったのは、一九八〇年代以降です。

まあ、カナーは戦勝国アメリカの人で論文は英語、アスペルガーは敗戦国オーストリアの人で論文は独語、というのがこの差につながったのかもしれませんが、ただやはりこの二つの障害の質の差が大きかったと思います。自閉症のほうは「障害」として見えやすいのですが、アスペルガーのほうは「障害」として見えにくい。だから、まずはわかりやすいほうの障害から研究が発展した、ということなんでしょう。

アスペルガー障害の診断基準

では、〈アスペルガー障害〉とは、どんな障害なのか？　まずはＤＳＭ―Ⅳの診断基準を表５に示します。

表中の**Ａ項目**と**Ｂ項目**は、〈自閉性障害〉の診断基準Ａ―⑴、⑶と同じです（四五ページの表３と見比べて確認してください）。つまり「**自閉的傾向**」は、〈自閉性障害〉と同じにあるということです。

ところが、〈アスペルガー障害〉には〈自閉性障害〉のＡ―⑵「コミュニケーションの質的な障害」がありません。逆に**Ｄ項目**として、「**臨床的に著しい言語の遅れがない**」と書かれています。言語発達の遅れがないだけでなく、**認知能力、自己管理能力、（対人関係以外の）適応行動、環境への好奇心の発達の遅れもない（Ｅ項目）**のです。

つまり、言葉の発達にも知的発達にも大きな問題はなく（だから定義上一〇〇％〈精神遅滞〉を合併せず、「高機能」である）、身の回りのことも自分ででき、繊細な対人関係能力が要求されない場面では普通に行動でき、周りのもの／ことにも小さいときにはそれなりに好奇心を示していたわけです。だから「障害」が目立たない。

でも、対人関係は乏しく単独行動がほとんど。表情も乏しく、視線を合わさない。会話は一応成立しているものの、一方的な感は否めない。即物的あるいは観念的、紋切り型あるいは過度に詳細な会話の内容で、情緒的に交流している感じがしない。しばしば高い声で一本調子なしゃべり方をする（**対人的相互反応の質的な障害**）。

また、何か特定のもの／ことに対して強いこだわりを持っている。アスペルガーの場合、自閉症ほど常同行動は目立ちませんが、それでも手順や決まりごとに対するこだわりは強く、いつもの手順で事が運べないときにはしばしばパニックを起こし、また他人が決まりごとを破ったときは怒りの感情を爆発させる（**行動、興味、活動の限定的、反復的、常同的様式**）。

このように「自閉的傾向」はある。しかし知的には遅れていないし、会話も成立する（だから見方によっては、最も「ピュアな」広汎性発達障害〔ＰＤＤ〕と言ってもいいかもしれません）。アスペルガーの概念が広まる以前は、こうした人たちは「奇人」とか「変人」とかいう名称で呼ばれていたのでしょう。「障害」というよりも、「性格」や「人柄」の面からとらえられてきたわけです。

シャーロック・ホームズはアスペルガー障害？

〈アスペルガー障害〉のある人たちの中には、逆に非常に高い能力を有している人たちもいます。記憶力が優れていたり、数字に強かったりする人は多いですね。たいてい皆コンピューターは強いです。だからアスペルガー的な人は、「理系」のほうに多いんじゃないかな。歴史的人物や現代の著名人の中にもいらっしゃいます。

表５　DSM-IV-TRにおけるアスペルガー障害

アスペルガー障害 Asperger's Disorder

Ａ．以下のうち少なくとも２つにより示される対人的相互反応の質的な障害：
(1) 目と目で見つめ合う、顔の表情、体の姿勢、身振りなど、対人的相互反応を調節する多彩な非言語的行動の使用の著明な障害
(2) 発達の水準に相応した仲間関係を作ることの失敗
(3) 楽しみ、興味、達成感を他人と分かち合うことを自発的に求めることの欠如（例：他の人達に興味のある物を見せる、持って来る、指差すなどをしない）
(4) 対人的または情緒的相互性の欠如

Ｂ．行動、興味および活動の限定的、反復的、常同的な様式で、以下の少なくとも１つによって明らかになる。
(1) その強度または対象において異常なほど、常同的で限定された型の１つまたはそれ以上の興味だけに熱中すること
(2) 特定の、機能的でない習慣や儀式にかたくなにこだわるのが明らかである
(3) 常同的で反復的な衒奇的運動（例：手や指をぱたぱたさせたり、ねじ曲げる、または複雑な全身の動き）
(4) 物体の一部に持続的に熱中する

Ｃ．その障害は社会的、職業的、または他の重要な領域における機能の臨床的に著しい障害を引き起こしている。

Ｄ．臨床的に著しい言語の遅れがない（例：２歳までに単語を用い、３歳までにコミュニケーション的な句を用いる）。

Ｅ．認知の発達、年齢に相応した自己管理能力、（対人関係以外の）適応行動、および小児期の環境への好奇心について臨床的に明らかな遅れがない。

Ｆ．他の特定の広汎性発達障害または統合失調症の基準を満たさない。

例えば、実在の人物ではないですが、名探偵シャーロック・ホームズはアスペルガーだとよく言われます。まあ、確かにそれっぽいかもしれない。彼はベーカー街の一室に閉じこもり、犯罪学とその関連領域の本だけを読みふけり(その記憶力たるやすごい!)、あるいは化学実験ばかりしており、社交的な場には一切顔を出さない。友人はワトソンのみ(まあワトソンがいるだけまし)。友人どころか、家族・親戚関係も一切なし(兄を除けば)。女性にも関心なし。話は自分がしたいときにだけ一方的に話しかける。人から話しかけられるのは嫌い。それは邪魔。邪魔されるとカンシャクを起こす。彼の推理は、客観的事実(行動観察も含めた)の集積とそのつなぎ合わせだけから成り立っている。そこには「人の気持ち」などというものは皆無! だいたい彼は、犯罪の動機なんてものには端から関心がない。

でも、そこはさすがに探偵ですから、いろんな人ともかかわりますし(仕事上だけですが)、そこで上手に駆け引きして情報収集していくわけです。本物の〈アスペルガー障害〉なら、人とのこんな駆け引きはできません。

ホームズのアスペルガー的特徴を抽出するには、最初の短編集『シャーロック・ホームズの冒険』が便利です。

例えば、その短編集の一作目として収録されているコナン・ドイルの処女短編作品「ボヘミアの醜聞」(阿部知二訳、東京創元社)の出だしはこうです。

「シャーロック・ホームズにとっては、彼女はいつもあのひとであった。なにかほかのことばで呼ぶのを、私は聞いたことがない。ホームズの目からみれば、彼女はほかの同性の光をすべて奪って圧倒しているのである。といっても、彼はアイリーネ・アドラーにたいして、恋愛にちかい気持ちをいだいていたのではない。あらゆる感情、なかでもとくに恋というようなものは、冷静で鋭利な…(中略)…彼の精神にとっては、いとわしいものであった。私が思うに彼は、いまだかつて世に見ないような、完全な推理と観察の機械だ。…(中略)…彼は人間のあまい情愛などについては、嘲笑や皮肉をまじえずに話すことができない。…(中略)…複雑微妙に調節された自分の精神状態のなかに、そのような感情が侵入するのをゆるすのは、混乱のたねを導入することであり、…(中略)…もし強い情緒が生まれたとすれば、それは、敏感な機械にはいった砂のつぶや、彼の所持する高性能の拡大鏡にできたひびなどよりも、もっと大きな錯誤紛乱をおこすだろう。」

さらにこう続く。

「私は最近、ホームズにはほとんど会わなかった。私の結婚が、二人のあいだを遠ざけたのである。私のほうはこのうえなく幸福で、…(中略)…家庭を中心とした身のまわりのことに興味をおぼえて、そちらへ関心をすっかりひかれていた。一方ホームズのほうは、その完全に脱俗的な心からして、人とのつき合いをいっさいきらって、あいかわらず例のベーカー街の家に住み、古書の山にうずもれて、くる週もくる週も…(中略)…あいかわらず犯罪の研究に没頭していて…(中略)…警察があきらめた事件の手がかりを追及し、その謎の解決にあたっていたわけである。」

ここで「私」というのは、もちろんワトソン博士のことです。どうですか？　のっけからアスペルガー的特徴の記述のオンパレードでしょ？

でも、私に言わせればですね、〈アスペルガー障害〉をいうなら、ホームズ自身よりもホームズのお兄さんですよ！　この人は本物の〈アスペルガー障害〉ですね。

お兄さんは対人関係を一切持ってないんです。一応、政府のどこかの機関に所属して、統計の仕事（ほらやっぱり数字）かなんかしているらしいのですが、仕事上でも対人関係は一切ナシ。数字を処理してるだけ。もちろん独身。毎日同じ時間に出勤し、同じ時間に退社し、それからあるクラブで過ごし、同じ時間に家に帰る。このパターンを絶対に崩さない。そのクラブというのも「メンバー同士で話をしてはいけない」というルールがあるクラブなんです。皆、好き勝手に本読んだりしてるクラブ。能力は高いらしく、ホームズに言わせると「推理力は兄のほうが上」だそうです。でも、対人関係を持たないから探偵はできない（というか、しない）。これぞまさしくアスペルガーの世界です。

ちなみに、お兄さんは第二短編集『回想のシャーロック・ホームズ』に収録されている「ギリシャ語通訳」という作品で初めて登場します。ぜひお読みください。

コナン・ドイルがホームズ物を書いたのは一九〇〇年前後。アスペルガーの論文に先立つこと四〇〜五〇年前です。もちろん誰かモデルがいたんでしょうが（ちなみにホームズのモデルは、ある大学教授です）、まあ要するに昔からこのような人はいたということです。

アスペルガー障害の理解がなぜ重要か？

今、「ホームズはアスペルガーっぽい」とか「お兄さんは本物の〈アスペルガー障害〉だ」とか、面白おかしく書きましたが、実際に、こんな滅多やたらに「診断」を振り回しちゃいけませんよ。それにホームズのお兄さんだって、もし厳密にＤＳＭ―Ⅳを適用したとすると〈アスペルガー障害〉には該当しません。なぜなら、**C項目「社会的、職業的、または他の重要な領域における機能の臨床的に著しい障害」**を満たしていないからです。彼は立派に自立生活を送っているのですから。

また、より専門的な話をすると、仮に、彼がC項目をも満たしていたとしても、まだ〈アスペルガー障害〉なのかどうかはわからないのです。彼の生育歴に関する情報がないからです。言葉の発達の遅れがあったのか、なかったのか？　もし言葉の発達に遅れがあり、しかしその後よく言語を獲得してこの状態になったのであれば、診断学的には〈高機能自閉症〉です。つまり、現在の状態だけからでは、〈高機能自閉症〉と〈アスペルガー障害〉の鑑別はできないのです。

まあでも、こういった高度に専門的な話はいいでしょう。大事なことは、滅多やたらに「診断」を振り回してはいけない、つまり、ちょっとなんかそれっぽいところがあるからといって、すぐにこれだと「診断」してしまってはいけないということです。なんかそういう風潮が今、社会的にも専門家の間にもあるようで、これはまずいと思います。

今のところまだ〈アスペルガー障害〉の有病率の数字はそんなに高いものではありません。でもこの数字が、今後どんどん上がっていくんじゃないかという嫌な予感がします。今のところは（研究によってすごく幅があるんですが）、まあ、だいたい有病率〇・一％（千人に一人）と覚えておいていただきましょうか。最近は女子の例も多く把握されるようになってきて、その性比は男：女＝２～３：１とされています。

〈自閉性障害〉と〈アスペルガー障害〉とでは、どっちの数が多いのかというのは問題で、今のところまだ決着はついていません。ただ、何度も言いますが、〈アスペルガー障害〉の場合には知的に遅れていないことが多いので、彼らは通常の学級あるいは高等教育の場に在籍していることが多く、一般の先生やスクールカウンセラーもふれあう機会が多いということは確かでしょう。

障害に対する診断的理解が不十分だと、結果的に「診断」を振り回すことにもつながります。だからきちんとした理解を持っていただきたいのです。そして次のこともう一度確認しておきましょう。

ここにも先天的な脳機能の「障害」が存在するのだということ。「障害」と「人格」や「人間性」とをゴチャゴチャにしないこと。そして「障害」の部分に対しては、適切に対応していかなければならないということ。

〈アスペルガー障害〉のある人たちの中には、天才的で社会的に成功している人物もいるということを述べましたが、そういう人たちはごく一部です。残念ながら、〈アスペルガー障害〉のある人たち大多数の社会的予後は、決して芳しいものではありません。やはり対人関係能力の障害の存在は大きいのです。また社会の側におけるこの障害への理解もまだまだで、受け入れ体制はまったくと言っていいほど整っていません。だいたい〈アスペルガー障害〉や〈高機能自閉症〉は、法的に言って、わが国のどの福祉法にものってこない障害なのです。つまり公的援助が提供されないということです。

社会的な面だけでなく、彼ら自身の困難感も相当なものです。アスペルガーのある青年の七割が〈気分障害〉あるいは〈不安障害〉を抱えていると言われ、ＰＤＤのある成人の三割が自殺について考えると報告されています。

しかし、「自閉的傾向」は周囲の人たちのかかわり次第で、改善・発達していくことが望めるのです。「自閉的傾向」の発見は、早ければ早いほどよくて、早期に適切なかかわりが開始されれば、その改善・発達の可能性は格段と高まります。ＰＤＤの中でも〈アスペルガー障害〉は、最もその発見が遅れる障害です。その意味でも、教師やスクールカウンセラーである皆さんの「診断力」と「対応力」が極めて重要となります。

とりわけ「対応」に関しては、病院はほとんどあてにできません。療育の場は、やはり家庭と学校になります。

ということで、次の第４章で「自閉的傾向」への対応についてお話ししましょう。

第4章

広汎性発達障害（PDD）への新しい取り組み

――療育プログラムRDIへの誘い

さて、ここからは広汎性発達障害（ＰＤＤ）への**対応編**です。

「ＰＤＤへの対応」と言う場合、それは多くのことに対応することを意味します。

ＰＤＤのある子の多くは、学習上の困難を抱えているでしょうから、もちろんそれに対応する必要があります。言語発達の遅れへの対応、基本生活技術や集団生活技術の習得も大事なテーマです。彼らのこだわり行動に対しても対応しなければなりません。またしばしば対人関係上のトラブルが発生するでしょうから、それにも対応する必要があります。

これらはＰＤＤの基本的な問題への対応ですが、ＰＤＤがあることによって出てくるかもしれない二次的な問題にもわれわれは対応していかなければなりません。それは、不安やパニック、抑うつ、自分または物さらには他者に向けられる暴力、事故や人から被る危険、不登校やひきこもりといったことかもしれません。

現実にはこれらすべてのことに対応していかなければならないわけですが、そのすべての対応について述べる紙数も能力も私にはありません。

そこでここでは、ＰＤＤの中核的障害とも言える「**対人的相互反応の質的な障害**」**にどう対応していけばよさそうか**の一点に絞って話を進めさせていただきたいと思っています。

1

今まで「対人的相互反応の質的な障害」はどう扱われてきたか？

ＰＤＤへの対応については、行動療法（なかでも代表的なものは、ＵＣＬＡのロバース Lovaas 博士らによって開発されている応用行動分析 Applied Behaviour Analysis：ABA）が一つありますが、これは個々の問題行動をどう修正していくかが介入のターゲットとなっているものであって、「対人的相互反応の質的な障害」を直接の介入ターゲットとしているものではありません。行動療法系でも社会的場面を取り上げるソーシャルスキルズ・トレーニング（ＳＳＴ）やソーシャル・ストーリーズというものがあって、ここではそれぞれの場面での適応的な行動を学習することを主眼にプログラムが組まれています。しかしこれもやはり、その目標は「適切な行動」の「学習」であって、「対人的相互反応の質的な障害」自体を何とかしようというものではありません。

ＰＤＤに対する療育プログラムとして世界的に有名なものは、やはりＴＥＡＣＣＨ（Treatment and Education of Autistic and Related Communication Handicapped Children）でしょう。ＴＥＡＣＣＨは、ノースカロライナ大学のショプラー Schopler 博士らによって開発され、ノースカロライナ州の保健政策となっている包括的な療育プログラムです。これは、幼児から成人までを対象とし、診断、ペアレント・トレーニング、教育、ソーシャルスキルズや余暇の過ごし方、コミュニケーション、言語訓練、援助付き雇用を含む、個別アセスメントに基づいた包括的療育プログラムであり、何か特定の技法を指すものではありません（文部科学省が今進めている「特別支援教育」が、このＴＥＡＣＣＨに何らかの影響を受けているであろうことは間違いないと思います）。また最新の研究知見を取り入れて、どんどん改訂されているものです。

ＴＥＡＣＣＨで用いられるアプローチには、空間や時間（スケジュール）をわかりやすく「構造化」すること、コミュニケーションにおいて視覚的手がかりを多用するといった特徴があります。また、ＴＥＡＣＣＨの「精神」は、「自閉症の文化」を理解することであり、その目標はＰＤＤを「治す」ことではなく、彼らがもっている能力を最大限に発揮して、彼らなりによりよく自律的な生活ができるようになることに置かれています。これは素晴らしい「精神」であり、決して批判されるべきことではありません（もし批判点があるとすれば、ＴＥＡＣＣＨプログラムの効果性が、まだ十分には実証されていない点でしょうか）。ただ、ＰＤＤを「治す」ことを目標にしていないということは、その中核的障害である「対人的相互反応の質的な障害」に対して有効なプログラムを今のところＴＥＡＣＣＨはもっていないということにもなるでしょう。

この他にも「感覚統合」や、薬物療法を含めたいろいろな介入がＰＤＤに対してなされてきましたが、いずれもそれらは主にＰＤＤのある一面の障害に対するもの、あるいは二次的に発生する問題に対する介入であり、「対人的相互作用の質的な障害」というＰＤＤの中核的障害に直接介入するものではありませんでした。つまり今までの介入法は、その中核的障害に対して、「それは障害されているのだから、しょうがない」という態度を取ってきたと言っていいでしょう。

2 ＲＤＩ（対人関係発達指導法 Relationship Development Intervention）の登場

ところが、二〇〇〇年頃になって、アメリカでＲＤＩという新しい療育プログラムが登場してきました。これは、今まで手付かずでいたＰＤＤの「対人的相互反応の質的な障害」こそを療育の主ターゲットに置き、「ＰＤＤのある人たちも人間関係を楽しめるようになること」を最終目標にするというユニークな療育プログラムです。

ＲＤＩは開発され始めてまだ間もないですし、プログラム内容もどんどん（毎年のように）改変されているという開発途上のものですから、その効果についてはまだ確定的なことは言えません。ですが、私の手応えとしては結構いい感じです。

日本には、ソリューション・フォーカスト・アプローチを紹介されたあの白木孝二先生（Nagoya Connect & Share）が、いち早くＲＤＩを紹介され、実践も行っておられます。私も白木先生にＲＤＩというものがあることを教わって、さっそく本を取り寄せ、私が臨床と研修活動でかかわっているＫＩＤＳカウンセリング・システム内に療育研究会を立ち上げ、皆で原書を翻訳しつつ、現場の先生方に使えるところからどんどん使っていただきました。

そうした現場の先生方の感想をうかがっても、かなりの手応えがあります。ＲＤＩは全体としてはかなり長期にわたるプログラムなのですが、表情が明るくなり笑顔が増える、こちらに注意を向けるようになり目を合わせる回数が増える、言葉数が増える、周りに合わせた行動をとれる範囲が広がるといった変化は、かなり短期間のうちに認められるようです。

残念ながら、ＲＤＩに関するわが国における書籍は、二〇〇六年に初めて出版された『ＲＤＩ「対人関係発達指導法」』（スティーブン・Ｅ・ガットステイン著、杉山登志郎・小野次朗監修、クリエイツかもがわ）一冊のみで、トレーナーの資格をもってその実践をちゃんとやっていらっしゃる方も白木先生ただお一人だというのが現状です。ですが、私の感覚としては、これは絶対役に立つと確信しています。ＫＩＤＳは、このＲＤＩに刺激を受けて、現在もＰＤＤ療育のあり方についての研究・開発を続けています。関心のおありの方はどうぞＫＩＤＳにファックスでご連絡ください（０４２２-７６-６２５０、その際はメール・アドレスをご記入ください）。

英語がそれなりに大丈夫な方は、直接 The Connections Center（テキサス州ヒューストンにあるＲＤＩ開発・実践センター）のホームページ http://www.rdiconnect.com にアクセスしていただくのがいいでしょう。そこには最新情報満載です。

ＲＤＩの内容はかなり膨大で、かつ高度に専門的なので、あまり丁寧にご紹介するとかえって煩雑となるでしょう。ですので、ここでは私の理解するＲＤＩのポイントをいくつか示させていただきます。

3 対人的相互反応の発達を促進させるポイント

簡単に言うと、その質的な障害の構造を鑑みるかぎり、療育ポイントは以下の点になると思います。

① 非言語的コミュニケーションを発達させること
② 人と一緒にいて何かをすることを「楽しい」と感じられるようになること
③ 周囲の人々の様子を観察・察知できるようになること（これを「参照」という）
④ 周囲の人々の動きを参照して、それに合わせられるようになること（これを「協調」といい、「協調」を楽しめるようになること）
⑤ 「変化」を楽しめるようになること
⑥ 「白か黒か」ではなく「灰色」の部分を認められるようになること
⑦ 絶対評価／固定的評価ではなく、相対評価／文脈的評価ができるようになること

各項目ごとの詳細や具体的なかかわり方についてはあとで触れます。まず**基本的なこと**を五点確認しておきましょう。

第一点は、今あげた**七つのポイントをしっかり頭に入れておく**ことです（ポイントだと言っているのですから大事なのは当たり前ですね。くどくてごめんなさい）。暗唱できるくらいになりましょう。

第二点。七項目の中でも、①から④までがまず重要です。⑤から⑦は高度なことなので、療育プログラムの中でも後半部分に位置するプログラム目標になります。⑤から⑦ができるようになるためにも、**まずは①から④までをしっかりとつくる**こと。

第三点。ここには**対象者の年齢や知的能力は関係がない**ということ。つまり、例えば年齢が高ければ、あるいは知的に高ければ、この七項目はそれなりに発達しているだろうなどと思ってしまってはいけないということです。例えば、成人で知的にも高いＰＤＤのある方でも、この七項目ができていない方は、それはたくさんいます。また逆に、例えばダウン症のお子さんなどは、知的には確かに障害が重いけれども、この七項目は全部できていたりするものです。年齢や知的能力に惑わされず、この七項目についてしっかりと対象児／者のアセスメントを行うことが重要です。

第四点。**最初はしっかりと、そして濃密に、かなり個別に、「大人」がかかわること**。「大人」には、当然保護者が含まれますし、先生方も含まれるでしょう。その中で、まずは①から④までをしっかりつくる。

話はちょっと逸れますが、「健常児の中に入れておけば自然とＰＤＤのある子も発達していく」というのは、まったくの「誤解」ですから、間違わないでくださいね（だいたい、自然と発達していくのであれば〈発達障害〉じゃない！）。また、そこまでいかなくとも、「健常児の中に入れておくほうが発達は促進される」というのも「誤解」です。なんとなくそう思っている人が多いようですけど……。

　少なくとも①から④までのことがまだしっかりできていないうちは、ＰＤＤのある子が子どもたち同士のかかわりの中から楽しい対人関係のあり方を学んでいくなんてことはありません。そこでもし学ぶことがあるとすれば、たくさんの対人関係上のトラウマでしょう。その結果、「こんな体験をするんだったら、やはり一人でいたほうがいい」と、より一層集団や社会を回避し、閉じこもるようになってしまうのがオチです（だいたい、彼らは元来一人でいるほうがいいんですから）。大人がしっかりかかわって、①から④までのことが十分にできてきたならば、それから徐々に子どもたち同士の関係を広げていって、大人はだんだん背景に引っ込むようにする。こうした段階的かかわりが重要です。
　①から④までの部分をしっかりつくるためには、かなり濃密な大人のかかわりが必要なのです。まあ、他の子たちに対してするのと同じように「普通に」やってたんじゃ無理でしょう。だって、そこには「障害」があるのですから。かなり個別対応の時間が必要となるでしょう。
　保護者なら、自分の子どもに対して「個別対応」することもできるでしょう。ですので、学校の仕事の一つは、ご家庭でどんなふうに子どもと接していけばよいかをコンサルテーションすることです。これはとても大事な仕事ですので、しっかりとＰＤＤへの対応法を勉強されて、そして何より保護者といい関係をつくって、保護者の方々に教えてあげてくださいね。

　保護者が自分の子どもに個別対応することはまだ容易でしょうが、先生方となるとなかなか難しいかもしれません。でも、できる限りその時間をつくってください。また集団対応している際も、その子への対応を意識しつつやってください。

　最後に第五点。とにかく、**人と一緒にいること、人と一緒に何かをすることを「楽しい」と感じ**

てもらうことです。その体験をたくさんつくってあげることです。だから、ＰＤＤのある子どもたちに何かを「教える」ということよりも、まずは一緒に「遊ぶ」ことです。そして「笑い」が命。「興奮」が命。だからね、ＲＤＩって、めちゃ体力・気力が要りますよ。かなりこちらのテンション上げてやらなくちゃならないから。また、そのくらいやらないと、ＰＤＤのある子どもたちから反応を引き出せないのです。

4

＜①非言語的コミュニケーションを発達させること＞

ＰＤＤのある人たちは、非言語的コミュニケーションを受け取る力も、それによってメッセージを発信する力も、（個人差はありますが）障害されています。ですので、ここをどう発達させていくかが療育の重要ポイントとなります。

とりわけ対人関係を円滑にすることを目標とするならば、なおさらです。人と人とのコミュニケーションに占める非言語的コミュニケーションの果たす役割は、全体の約七割以上だと言われています。ですので、まずは非言語的コミュニケーションを鍛えることが大切となります。

で、どうするのか？

非言語的にメッセージを発信できるようになるのは、なかなか難しいことですから（少なくとも最初のステップではない）、まずは非言語的メッセージを受け取る力を伸ばすことです。そのためには、こちらは**最大限に言語の使用を控える**ことが大切です。

要するに、**言葉数を少なくする**ことです。話すスピードもゆっくりにしたほうがいいでしょう

(そうすれば、自然と言葉数は減る)。言っておきますが、これは無視したりかかわらないということではありません。かかわっている最中の言葉数を少なくするということです。何か言う必要がある場合も、できれば一単語で済ます。少なくとも、ワン・センテンス(文)でワン・メッセージ。複文は、あまりよろしくない。一つの文章にいくつものメッセージを入れない。そして、たくさんの文章を一度に言わない。

しかし実際は、なにしろＰＤＤのある子はいろいろやらかしてくれるものですから、こちらもつい、いろいろたくさん、あるいは頻繁に、言語的に指示してしまうものです。これがまずい。まずいというか、こちらがそうしている限り、少なくとも彼らの非言語的コミュニケーション能力は発達しない。だって、言語的に指示を与えて、たとえそれに彼らが従ったとしても、それは単に言語に反応しているだけのことなのですから。非言語の部分は鍛えられていないわけです。それに、こちらを見ていなくとも言語的指示は彼らに届きますから。それで用が足りるなら、彼らはますますこちらを見ようとはしなくなるでしょう。

だから、**言語を抑えて、メッセージをできるだけ非言語的に伝えることを心がける。それもオーバーに。**なんといっても彼らはそれを受け取る力に障害があるのですから、普通にやっていたのでは(最初は)なかなか受け取ってもらえません。

ではいったいどれくらいオーバーにやればいいかというと、おそらくそれは**幼稚園の先生くらいに**、あるいは**赤ちゃんをあやすお母さんくらい**にです。赤ちゃんは言語的に発達していませんから、お母さんは何かを赤ちゃんに伝えようとするとき、非言語的要素をたっぷりとそこに含ませますよね。健常の(あるいはＰＤＤではない)子は、そこからたくさんのことを受け取り、成長していきます。しかし、ＰＤＤのある子は、ここで学べず、その発達が遅れる。だから、引き続きたくさんの非言語的メッセージを送り続ける、学べるまで送り続けることが重要です。それを簡単に言語で代用してしまわない。

これはけっして偏見で言うのではありませんが、少なくとも対人関係の発達においては、彼らは健常の一歳半児にも満たないのです（もちろん、ＰＤＤといっても個人差はあります）。ですから、そこの部分に関しては、一歳児を扱うのと同じくらいにしてちょうどいいのです。

非言語的コミュニケーションを発達させるかかわりというのは、例えばこういうことです。

しばしばＰＤＤのある人たちは、こちらが話しているときに、こちらに視線や注意を向けません。こういうとき、つい私たちは「**こちらを見なさい**」と言語的に指示を与えがちです。**それを極力やめて、非言語的にメッセージを送る**のです。**そう言うかわりに**、こちらのしゃべくりの**音量を急激に変えたり**（急に大声にしたり、小声にしたり）、話す**スピードを急に変えたり**（急にハヤクチニシタリ、ゆーーっーーくーーり……話したり）、あるいは**急に黙り込んだり**、**音程を変えたり**（急に高音、あるいは低音の声を使ったり）、**変な言葉を入れたり**（「ゴホンゴホン」「ワオーン」「ピー」「アチャー」ほか何でも、あるいはつかえて同じ音を何度も繰り返したり）、**変な行動を入れたり**（例えば、イナイイナイバーしたり、頭に靴を載っけたり、突然倒れたり）**して、こちらに注意を向けさせる**のです。「こちらを見なさい」ではなくてです。

赤ちゃんの注意をこちらに引き付けるとき、「こちらを見なさい」とは言わないでしょ？　何か非言語的なメッセージを送るでしょ？　それと同じです。

何か場違いで、勝手な行動をとり始めたときも同じです。例えば、席を離れてどこかに行こうとしたとき、「何してるの。席に着きなさい」と言うかわりに、まずそうした非言語的なメッセージを送って注意をこちらに引き付ける。それから、彼らの興味を引くような活動に巻き込んで、そして席に着かせる。

このようにして、こちらの非言語的メッセージをつかんでくれるようになると、いちいち言葉であれこれ注意しなくともよくなりますから、かかわりも楽になります。

「声が出なくなっちゃったゲーム」

遊びのなかに、「声が出なくなっちゃったゲーム」を取り入れるのもいいでしょう。何か一緒に遊んでいるとき、突然自分の喉や口を押さえて口をパクパクさせ(目を大きく見開いて)、「声が出なくなっちゃった！」ことをアピールするのです。もちろん、事前に「こういうことをするからね」と説明しておいてください。これも遊びの一環だということを。そうしないと、パニックを起こしたり、あるいは何のことだかわからず、遊びに興味を失い、どこかへ行ってしまったりするかもしれませんから。そして遊びを続ける。その後のメッセージや指示はすべて非言語的に(身振り手振り、表情、視線などで)伝えるわけです。そして盛り上がる。楽しむ。興奮する。これができるようになるだけでも、すごいことです。

そして、もしこれができたら、次に「あなたの声も出なくなる」に取り組んでみるのもいいでしょう。彼ら自身が非言語的メッセージを使えるようになってもらいたいからです。

とにかく**こちらの表情やジェスチャーは(最初は)大きく**です。テンションも高めに。だから疲れますよ。適宜(頻繁に)休憩しましょう。そして、どっちかが疲れたら／疲れているときは、やめましょう／やらないでおきましょう。そういうときは、だいたい盛り上がれませんし、苦痛になるだけです。これでは逆効果です。

言葉を使わないで、授業ができるの？

こういう話をしますと、「遊びならいいかもしれないけど、言葉を使わないでどうやって授業や学習指導をすればいいの？」という声が聞こえてきそうですね。

ええ、授業にはならないでしょうね（はい？　えらいアッサリ言うね）。基本的に、これらは分けて考えましょう。ＲＤＩを開発・実践しているコネクションズ・センターやそれを日本に紹介してくださっている白木孝二先生は、「**療育プログラムを効果的なものとするためには、四領域をすべてバランスよく行うことが重要である**」と言っています。

その四領域とは、**１．短期的危機のサバイバル、２．リハビリテーション、３．随伴する問題／障害の除去、４．日常生活スキルの向上**です。

１．短期的危機のサバイバルとは、例えばＰＤＤのある人たちは、よくキャッチ・セールスに引っかかったりするのですが、それにどう対応するかなどといった、危機状況への対応です。**２．リハビリテーション**は、より長期的な改善あるいは発達をめざすもので、ＲＤＩが狙っているところは、ここです。**３．随伴する問題／障害の除去**の中には、薬物療法や言語指導、学習指導などが含まれます。**４．日常生活スキルの向上**には、身のまわりのことを自分できちんとできるといったセルフケアが含まれます。

これら四領域は、基本的にそれぞれ独立しており（したがって介入の方法論も違ってくる）、どれもが重要な療育的要素となります。もちろん、けっしてＲＤＩだけやっていればよいというものではないし、ＲＤＩの方法論で他の領域をすべてカバーできるわけでもない。学習指導は学習指導で、きちんとやらなくてはならない。だから「分けて考える」のです。少なくとも療育に重要な領域四つとは何か、そして自分は今その中のどの領域のことをメインにやっているのかを意識しておくことが重要です。

RDIだけで「授業」はできません。RDIは基本的に「遊び」です。**ただ、「授業」の中にもRDI的要素を取り入れることはできますよね？**　授業するといったって、彼らがこちらに注意を向けてくれなければ、「授業」にもならない。そうしたときに、こちらに注意を向けていない子に向かって、言語的に注意・指導するのではなく、非言語的にメッセージを送って注意をこちらに引き付ける、といったことは十分できますよね。また、**非言語的要素をたっぷりと含ませた、あるいは「遊び」に満ちた授業の仕方**というのは、いろいろとあるはずです。それらを模索していってください。

それでも現実に、学校の先生方は、個別に彼らとかかわる時間を、そんなに多くはとれないでしょう。そこで、保護者のかかわりが重要となります。先生方自身がRDI的かかわりをされることも、もちろん大切ですが、それをぜひご両親にも教えてあげてほしいのです。「声が出なくなっちゃったゲーム」を教えてあげるのもいいでしょう（ほかにもこれに類したたくさんのゲームが、RDIには用意されています）。自分ができるようになることと同じくらい、人に教えられるようになることが重要なのです。そのために、勉強していただきたいし、実践していただきたい（自分でやってみないと、やり方のポイントがわからないから教えられない）のです。

5

＜②人と一緒にいて何かをすることを「楽しい」と感じられるようになること＞

先ほど、「**RDIは基本的に『遊び』だ**」と申しました。PDDのある人たちは、「人と一緒に遊べ

ない」という障害をもっているわけです。「人と一緒に何かをする」ことは、彼らにとっては基本的に「苦痛」であり、仮にやっていても、それはせいぜい「お仕事」なのです。

これを象徴する笑い話のような本当の話があります。

ある先生が自閉傾向のある子をなんとか校庭の砂場に連れ出し、一緒に遊んでいました。お砂場遊びはそれなりに盛り上がり、結構楽しく二人でその時間を過ごせたことに満足した先生は、その子に声をかけました。「楽しかったね。よく遊んだね。これからどうしたい？」。するとその子はこう答えたのです。「家に帰って遊びたい」。

なんじゃぁ⁉　今までのは「遊び」じゃなかったの？「遊び」だと思ってたのはこっちだけ？あなたにとっては「お仕事」だったの？　先生は、ひどくガックリされたそうです。まあでも、最初はこんなもんですよねぇ。

それでもその子がまだ年少であれば、「人と一緒に何かをする」ことの「苦痛」をモニターする力もまだ育っていないため、比較的平気に人とかかわる場面に入っていくかもしれません。しかし、これが思春期近くになり、そのモニター力も高まってきますと、（なにしろ「苦痛」なのですから）ますます人とのかかわりを避けるようになり、例えば不登校といった二次障害も発生してくるかもしれません。ですので、「**人と一緒に何かをする」ことが心底「楽しい」と感じられる体験を、一つでも多く彼らにしてもらいたい**のです。だから「遊び」が重要なのです。

しばしば遊びには道具が用いられます。しかし、もし道具を使わないでもできる遊びがあるのであれば、そのほうがＲＤＩ的にはいいと思われますし、少なくとも道具の選定は慎重に行われるべきです。

その子があまり好きすぎる物を遊び道具として使ってしまうと、その子の注意はその「物」にばかりいってしまい、遊びを通じて行われる対人的相互反応にますます注意が向かなくなるでしょう。そういう意味では、テレビゲームというのはＲＤＩとしては最悪の道具でしょうね。もうただただ画面に集中してしまって、こちらのほうには目も向けなくなるでしょうから。また、彼らはしばしば「勝ち負け」に「こだわる」でしょうから、「遊び」じゃなくて「戦い」になるのがオチです。

それよりもただ一緒に歩いたり、ユ～ラユ～ラしたり、跳んだりはねたり、倒れたり、「イナイナイ、バー」的なことをしたりなど、道具を用いない遊びのほうがいいでしょう（特に最初のかかわりでは）。仮に道具を用いるとしても、本人がそんなに好きでもないオモチャとか、ぬいぐるみとか、ボールとか、紐やロープとか、積み木とか、太鼓やカスタネットとか、そういう単純なものがいいでしょう。

とにかく大事なことは、二人で一緒に何かをして、それが「楽しい！」という感じになり、その**「楽しさ」を彼らがこちらと共有できるようになること（情動の共有** emotion sharing）です。一緒に笑い合う。笑顔の交換。

ただ、ここで注意！　まず、こちらが楽しむことは必須要件ですが、**こちらだけが楽しんでいるのではだめ**（それだと先ほどの砂場遊びでのエピソードみたいになっちゃう）。それと、**面白がらせること** entertaining **と情動の共有** emotion sharing **は違う**ということ。彼らに面白く思ってもらわないことには話にならないわけですが、情動の共有というのは、「面白いねぇ、楽しいねぇ」と二人でその感じを共有し合うことを言うのであって、ただこちらを見て笑っているというだけのものではありません。

もう一つ、**彼らのニコニコ顔にだまされてはいけない**。ＰＤＤのある人たちのなかには、いつもニコニコしている人がいます。しかしおそらく、そういう人の笑顔というのは、楽しいから笑っているというわけではなく、「人といるときはニコニコしていなければならない」という「学習」の結果から出ている笑顔であることが多いでしょう。それにだまされてはいけません。この笑顔は、本当に楽しくて出ている笑顔なの？

6

公立中学校でのＲＤＩ的要素の実践

本書の基となった『月刊学校教育相談』の連載では、毎回、レポート課題を出していたのですが、「**非言語的要素をたっぷりと使った授業経営の仕方について、いくつかのアイデアを一二〇〇字以内で述べよ**」という課題に対して、ＫＩＤＳで行っている療育研究会のメンバーである木原実先生がレポートを送ってきてくださいました。木原先生は、公立中学校の中にある障害児学級を担当されている先生です。ご自身の実践を報告してくださいましたので、紹介させていただきます。

非言語という状態自体が、言語を伝達媒体としている私たちにとっては困難を極める状態である。しかしながら、この非日常的な状態は教師と生徒相互に混乱と期待をもたらすものである。「ドキドキする不安な心の状態」を「ワクワクする期待感のある状態」に変化させる。そうすることで、「つかみはＯＫ！」になること請け合いである。

「声が出なくなっちゃったゲーム」は、日常的に行える使いやすいアイテムである。それ以外の非言語的要素については以下のものがあげられる。

(1)　名前間違えちゃった

板書するとき、(グループ分けなど)生徒の名前を一文字わざと間違える。例えば、「木原」ならば「大原」などとすると、生徒たちから「オイオイ」といったツッコミが返ってくる。同様に、文字に大小の変化をつけたり、揺れた字にしたりなど、バリエーションが楽しめる。

(2)　まなざし

生徒を指名するとき、名前を呼ばず「まなざし」を向ける。あらかじめ「目で合図する」旨を伝えてから繰り返し行う。慣れてきたら、予告なしでやってみる。

(3)　シーッ

入室の際に「シーッ」をしながら、抜き足差し足で入る。声を出したり、音を立てたりした生徒をオーバーアクションで指さし、さも大変なことが起こったように振る舞う。

(4)　かくれんぼ

目線が合った瞬間に何かの陰に隠れる。もしくは、手でその目線をおおう。たまに指の間から相手の様子をうかがう。

(5)　間違い探し

わざと衣服や髪型などを間違える。また、日常使っている道具の使い方をわざと間違える。

これらを朝の会や授業の導入部分に使っていると、生徒が「この人は次に何をするのだろう？」という表情になってくる。そのうちツッコミをする生徒が出てきて、さらにはツッコミたいがために以前より目線をこちらに向けてくるようになる。

今では、私は生徒たちから、「背中丸出し」（屈んだときに背中が出る）とか「ほっぺついてる」（給食の食べかすが口のまわりについている）などとツッコミを入れられるようになった。こうした変化に驚くとともに、いつツッコミを入れられるか楽しみになっている。

いやぁ、本当にすごいですねぇ！　さすが木原先生！　ものすごく勉強になります。ね、ね、楽しいでしょ？　この楽しさが命なのです。これをＰＤＤのある子どもたちにも、たくさん味わってもらいたいのです。「人と一緒にいると楽しい」ということを。もちろん、木原先生の学級には、ＰＤＤ以外の障害（多くは知的障害）のある子もたくさんいて、やっぱりこうした取り組みに反応がいいのはＰＤＤ以外の子のほうなんですね。まあ、ここが木原先生の悩みの種でもあるわけですが、しかしこうした「笑い」の環境を常時提供し続けることが、ＰＤＤのある子に対してきわめて重要な要素であることは間違いありません。

まあ要するに、笑いをとるためには、まずはボケることだということです。これがなかなか多くの先生方には難しいことみたいですね。無理もないことかもしれません。「先生」というのは、「正しい」ことを教える人／役割のことですからね。だからなかなか間違えられない、失敗できない。そして自分が何か思わず間違えてしまったり、失敗したときには、（人からそれをツッコまれるとなおさら）ひどく落ち込んでしまったり、ひどく怒ったりしちゃう。本当は、そういうときこそ「オイシイとき」のはずなのにねぇ。特に真面目な先生は、そうかな。だから真面目な先生たち、頑張ってボケようぜ！

「いやあ、私にはそれは無理です」とおっしゃってくる真面目な先生って多いんですけど、でも大丈夫ですよ。できます。木原先生だってすごく真面目な先生だし、(会ってみればすぐわかりますが)ものすごい恥ずかしがり屋さんで、また緊張される先生なんですよ(人前でしゃべる前は、マジに震えていらっしゃることがある)。でもやっていらっしゃる。

また、そういうふうにおっしゃってくる先生に限って、実際は「天然ボケ」ですからね。無理にオカシクしなくたって、そのまんまで十分オカシイです。ボケてます。その芸風を活かして、これからもせいぜいボケてください。できますよ！

さて、ここまで、対人的相互反応の発達を促進させる七つのポイントのうち、**①非言語的コミュニケーションを発達させること**、**②人と一緒にいて何かをすることを「楽しい」と感じられるようになること**について述べてきました。

そこで次は第三のポイントについての話なのですが、実は、木原先生の取り組みの中に、これはもうすでに含まれているのです(もっと先走って言えば、第五のポイント〈「変化」を楽しめるようになること〉も含まれています。たとえば⑴の「名前間違えちゃった」とか)。

7

〈③周囲の人々の様子を観察・察知できるようになること(これを「参照」という)〉

木原先生はこうおっしゃっていますよね。

「これらを朝の会や授業の導入部分に使っていると、生徒が『この人は次に何をするのだろう？』という表情になってくる。そのうちツッコミをする生徒が出てきて、さらにはツッコミたいがために以前より目線をこちらに向けてくるようになる」

そうなのです。こういうふうにやっていると、こちらを見る（観る）ようになるのです。特に木原先生の「⑵まなざし」など、これができるためには、子どもたちはずっとこちらの視線を追っていなければならないわけですよね。

ＰＤＤのある子どもたち（成人でも）は、これが（最初）できないんです。**こちらを見ない、周りを全然見ていない。そもそも関心がないんです。彼らが関心をもっているのは、何かの「もの」であって、「人」や状況ではない**のです（だから、例えば仮に彼らがある人のことを見ていたとしても、それはその人が着ている服の図柄であったり、アクセサリーだったりするわけです）。

これでは対人関係を結ぶことなど望むべくもありません。この部分をどうやって育てていくか、これがＰＤＤの療育ポイントの一つの要点です。まずは、「**人**」**や状況に関心をもってもらう**。だから、こちらは楽しい「人」でなければならないし、また「場」は楽しいものでなければならない。「**人**」**や状況を見て（観て）もらう**。そのためには言語をできる限り少なくする。（繰り返しになりますが）こちらが言語を使うと、彼らはこちらを見る必要がなくなるのです。見なくても用が済んじゃうのですから。

とにかく、**こちらを「見ていなければわからない」という状況をなるべくたくさんつくる**ことです。ＰＤＤのある子がいるクラスの授業では、なるべく配布資料は少なくしたほうがいいですよ。下手に配布資料や課題など渡すと、（それが子どもにとって関心あるものであればあるほど）そればっかり読んだりやったりしていて、ますますこちらを見なくなりますから。教科書なんかも、使わずに済むのであれば、なしでやったほうがいいです。最悪なのは、配布資料を渡して、そこに書いてあることと同じことをしゃべっているという状況です。これだと、彼らが(彼らじゃなくとも)こちらを見るわけがありません(余談ですが、だから森や同じくKIDSの黒沢がやる研修会では、資料やレジュメを配らずに、必要な事項はその都度、板書するのです。私たちは参加者の方々に、こちらを見ていてほしい、私たちの「話」を聞いてほしいからです)。

でもね、純粋に学習指導のことだけを考えれば、彼らに資料を渡したり、課題をやらせたりしておくほうが学習効果は高いんです。そしてなにより、そのほうがクラスの雰囲気は平穏ですよね。だって彼らは黙々とそれをやってますから(興味があればですけど)。だから先生としては、どうしてもそちらに流れてしまう。

いえ、もちろん、学習指導もクラスの雰囲気を平穏に保つことも大事ですから、それもきちんとやったほうがいいんですよ。ただ、それだけだと、彼らの対人関係能力は決して伸びないんですね。

保護者もそうなんです。どうしても、何か本人が喜ぶオモチャやゲームを渡しておいて、**一人遊びをさせ続けておいてしまう**んです。本人はもちろん機嫌よくずっとそれをやっています。保護者としては、このほうが楽ですし(特に忙しいときは)、また下手にかかわると、本人が嫌がったり、パニックを起こしたり、興奮したりしますからね。それよりは、機嫌よく一人遊びさせておくほうが、ずっといいわけです。だからどうしてもそちらに流れる。でもやっぱり**これだと、彼らの〈自閉的傾向〉はますます強まっていってしまう**ばかりです。だから**できる限り一緒に遊ぶ時間をつくっていってほしい**んですよね。

「突然現れる怪しい人物」

ちょっと話が逸れました。こちらを、そして周りを見る（観る）という話をしてたんですよね。彼らにこちらを見させるためには、（授業後だったらいいですが）授業中はあまり資料を配らないほうがよいと申しました（ただし、これはじっと席に着いていられる子の場合の話です。席に着いていられない、あるいは勝手にしゃべり出す、つまり多動の要素も兼ね備えている子であれば、授業中はとりあえず資料や課題を渡して、それに集中させておいたほうがいいでしょう）。

意外と大事なのは、授業中こちらが教室内を動き回ることです。動き回りつつ、何か面白い動作をしていれば、これだけで、ＰＤＤのない子ならば常に視線をこちらに向け続けることでしょう。ＰＤＤのある子ならば、（最初は）こちらに視線を向けていないばかりでなく、こちらが今どこにいるのかさえわかっていないかもしれません（たとえこちらがしゃべり続けていても）。だから彼らに気づかれずに近づくことは比較的容易です。そして近づいたら突然、ひょうきんな表情で例えば「ボヨヨーン」とか言ったりして、彼らをびっくりさせてあげるのです（パニックを起こさせてはいけません。ちょっとびっくりさせる、笑いを起こさせるようにやるのです）。これを続けていると、だんだん彼らは、常時こちらの位置に関心を払うようになります。要するに、こちらの気配を察知しようとし始めるのです。周囲に関心を向け始めるのです。

実は、木原先生からいただいたファックス通信文の中で、これについても先生は触れられていました。

また、レポートには書きませんでしたが、「突然現れる怪しい人物」などは、いつでもどこでも使えるアイテムです。そうっと忍び寄って背後にいるという行動をとると、最初生徒はギョッとした表情をしますが、これを何回か続けていくと、お互い笑えるような状態になります。

こうやって、楽しみながら、周囲を観察する力を育てていきたいわけです。

「お宝探しゲーム」

まずはこちらを見る(観る)、そして次にこちらの非言語的なメッセージを「参照」する力を養うために、ＲＤＩは素敵なゲームを用意しています。それが「お宝探しゲーム」です。まず、何か子どもが喜ぶ物(しかしあまり子どもがこだわっていない物)をどこかに隠します。子どもはそれを探すわけですが、どこにそれが隠してあるのか、そのヒントに関してこちらはまったく言葉では伝えません。アクション(例えば、うなずきやガッツポーズ、あるいは首を横に振る)や視線だけで、そのヒントを与え続けるのです。言葉を使わずに、上手に誘導してあげてください。はじめは部屋の中で、できるようになったら、戸外も使って。

こうしたゲームを通じて、「人のことを見る」、そしてそれを「楽しむ」という感覚を養っていきたいわけです。

このゲーム、保護者の方にも教えてあげてくださいね。

ＲＤＩの初期バージョン(二〇〇〇年バージョン)では、こうしたエクササイズは、(とりわけトレーニング開始直後は)個別・集中的に週二〇時間以上行われなければならないとされていました。さすがに最近はそんなことは言わなくなりましたが、それでも日常生活の多くの時間において、子どもたちがこうした環境の中で過ごすことの重要性を強調している点は変わりありません。

だから、ある特定の時間内**だけ**チョコチョコッとゲームをやってもだめだということです。なるべく多くの時間、彼らが「こちら／人のことを見ていたいな」「見てると楽しいな」という気分になれる環境を提供してあげること（例えば、先ほど紹介したように、配布資料を少なくして、楽しいしゃべくりとアクションを多めにして授業を進めたりとか、教室内をアチコチ動き回って面白いことをしたりとか）が重要となってくるのです。そうした環境の中で過ごすことができれば、彼らの「周りを見る力」「それを楽しむ力」もまた伸びていくことでしょう。

8

＜④周囲の人々の動きを参照して、それに合わせられるようになること（これを「協調」という）＞

さて、ＰＤＤのある子が、こちらのことを関心をもって見てくれるようになったならば、＜**こちらを見て、こちらの動きに合わせて動く**＞という課題に取り組み始めることになります。これがまた彼らにとっては難しいんですよね。彼らは周りを見ないで、完璧マイペースで自分のやりたいことだけやってますからねぇ。また仮に周りを見ていたとしても、周りの動きに自分の動きを合わせるということが、彼らにとっては本当に難しい課題なのです。

ＲＤＩの中に、「**一緒にピョン**」という至極簡単なゲームがあるんですが（あ、ちなみに、ゲームのネーミングは、私が勝手に付けたものです）、これなんかもＰＤＤのある子は、（最初は）全然できませんね。二人で同時に、ちょっとした段差の上からピョンと飛び降りるだけのゲームなんですけどね。これができない。飛び降りるタイミングを合わせられないんです。

最初は、「一、二、三、ハイ」などと声をかけつつ、しかも手をつないでないとできないかもしれません。声をかけつつ、手でちょっと引っ張ってあげないと同時には飛び降りられない、あるいは先に飛び降りようとするのを手で制止しなければならないかもしれません。

練習を重ねて、「一、二、三、ハイ」の合図だけで(手で誘導しなくても)同時に飛び降りられるようになったならば、次に、そのかけ声のリズムを微妙に崩していきましょう。例えば、急いで「イチ、ニ、サン、ハイ」でやったり、逆にゆっくり「い〜ち、にぃ、さ〜ん、ハイ」でやったりとか、もっと崩して「イチ、ニ、サン、ん、ハイ」とか「一、にぃの、さ〜ん、ハイ」とか。子どもが言語的手がかりだけではなく、非言語的な合図を参照しなくては、同時に飛び降りられないようにするわけです。

そして最後は、言葉を使わないで、非言語的手がかりだけでこちらと同時に飛び降りられるようにもっていく。ここまできたらたいしたものですね。

年少のお子さんなら、この「一緒にピョン」の前に、「**一緒にバタン**」(これも私の勝手なネーミング)から始めたほうがいいかもしれません。これは、大きなクッションあるいはクッションの山に一緒に倒れ込むというゲームです。クッションを前にして二人で並んで立って、「バタン!」とか言いながら、手を引っ張って一緒に倒れ込むんです。倒れ込んだら、子どもをコチョコチョとくすぐったりして、二人で大笑いする。「もう一回いくぞ!」とか言って、またやる。何度も繰り返す。そのうち、引きずり倒すのではなくて、「せぇの!」などというかけ声で一緒に倒れる。もっと発展させるならば、ちょっと助走をつけて、二人で一緒に倒れ込む。これ、結構、子どもたち喜びますよ。倒れ込んだあと、二人で一緒に大笑いする、ここポイント(そうでないと、もしかしたらこれ、虐待かいじめになっちゃうかもしれませんからね)。とにかく楽しく盛り上がりましょう。

「並んで歩くゲーム」

これも簡単なゲームです。二人、横に並んで一緒に歩くだけの話です。でも、これもＰＤＤのある子にとっては難しい課題なんです。

二人で、あるいは集団で一緒に歩いていても、ＰＤＤのある子の場合、勝手に一人でスタスタ先に行ってしまったり、あるいは逆に、気がつくとずっと後ろのほうで一人ポツンといたりすることがよくあるでしょ？

相手と横に並んでずっと歩き続けるためには、自分と相手との位置関係を常に把握していること、そして、それがずれたときに自分の位置を修正して相手に合わせるということが必要となってくるわけです。このどちらに対しても、ＰＤＤのある子の場合は障害があるのです。

二人で真横に並んで、ゴール地点までそのまま一緒に歩きましょう。歩いているとき、お話ししている必要はありません（て言うか、黙々と歩くほうがよい）。上手にできたら、ゴール後に、二人で喜びあいましょう。最初は、普通のペースで。それができるようになったら、足早あるいはゆっくりなど、ペースにバリエーションをもたせて。それもできるようになったら、今度は、途中でペースを急に上げたり下げたり、変化をつけていく。これに子どもが合わせられるようになったらたいしたものです。

何度も言います。これはゲームです。楽しくやりましょう。

ボールを用いたゲーム

相手の動きを見て、それに合わせて自分の動きをコントロールする能力を育てる、しかもそれを楽しいと感じるようにもっていく。その目的のために、何か用具を使えば、活動に無限のバリエーションが生まれることでしょう。

ボールなどは、もっとも使いやすいアイテムの一つです。ボールゲームにもいろいろありますが、最初は例えばドッジボールなんかから入るのがお手軽ですかね。

スポンジボールとかビニールボールとか、当たっても痛くない、子どもに恐怖感を与えないボールをいくつか用意しておきます。それを使って二人で当てっこをするわけですが、最初は、防御側は当たらないように逃げるだけ(キャッチなし)のドッジボールから始めます。まずはこちらが子どもに向かって何回か(柔らかく)投げてあげる。子どもは当たらないように逃げる。次に攻守交替。今度は子どもが何回か投げて、こちらが逃げる。これを何度か繰り返し、やり方がわかってきたら、次に、こちらが投げるときに、フェイントを使い始めましょう。投げるそぶりをして投げなかったり、投げない雰囲気の中で急に投げたり。あるいは右に投げたり、左に投げたり。そのとき、投げる(あるいは投げない)／右に投げる(左に投げる)前に、例えばある表情をつくったり、何らかの仕草をしたりするんです。こういう表情や仕草の場合は投げる、こういう場合は投げない(同じく、右に投げる／左に投げる)とか、何か非言語的な合図を事前に子どもに送っておいてあげるんです。子どもがそれを察知して、上手に逃げられるようになればしめたもの(なぜこういうふうにするのか、その意図はもう十分におわかりですね)。子どもが上手に逃げられるようになったら、同じく、子どもにもそれをしてもらえばいいでしょう。ただ、それはなかなか難しいですけどね。まあ、焦らず、ゆっくりと。

あと、ボールを使うＲＤＩのゲームの代表的なものに、「**ツー・ボール・トス**」というのがあります。こちらと子どもが一つずつボールを持って、それを「せぇの」で同時に相手にトスするというゲームです。投げるタイミングを合わせること、二つのボールが空中でぶつからないように投げることがポイントとなります。

より高度なボールゲームだと、バスケットボールとかサッカーとかもいいですが、ＲＤＩ的にこれらのボールゲームを使う場合、その主眼は「**パス**」の上達にあります。相手が走っていく方向に向かって、相手が受け取りやすいように上手にパスを出していく練習。

とにかく、ＲＤＩで設定している∧相手の動きをよく観察し、それに合わせて自分の行動をとっていく∨という目標を、しっかりと頭の中に入れておいてください。その目標設定がしっかりあれば、どんな種類のボール活動でも構いません。ただ、通常彼らの運動能力はあまり高くありませんので、やさしい課題から少しずつ積み上げていくことと、勝ち負けにこだわらせないようにすること（もし勝負に強くこだわり始めたならば、その活動をいったん中止するか、逆に「負けたら勝ちルール」を導入するかしてください）。

そして本当にくどいですが、楽しく盛り上がってやることです。

ロープを用いたゲーム

ロープも手軽で便利な用具です。ロープがあるなら、とりあえずまず「**シーソー綱引き**」をやってみましょう（棒でもいいですが）。通常の綱引きのように、双方が引っ張り合うのではなく、片方が引っ張ったら片方は緩め、今度はさっき緩めたほうが引っ張り、片方が緩める。これを繰り返す。要するに、二人の間をロープ（あるいは棒）が、ゆーらゆーら往復しているような感じにするわけです。これがスムーズにできればしめたもの。できるようになったら、今度はロープ（あるいは棒）を二本にし、右と左に一本ずつ持ち合う形で、左右交互に引き合ってみるのもいいでしょう。

「**大縄跳び**」なんかもいいですよ。跳ぶのもいいんですが、まずは大縄を二人で上手に回せるようになる練習をしましょう。おわかりのように、これも「協調」を養うためのエクササイズです。

これら活動を行う際に重要なことは、「**こちらが子どもに合わせてあげてはいけない**」ということです。ややもすると(そして人情的にも)、活動を成功させるために、こちらのほうが子どもに合わせてあげたくなります。しかしこちらが合わせてばかりいると、子ども自身の「協調」能力はいつまでたっても伸びてはいきません。子どもがこちらに合わせられるようにならなければいけないのです。

この点は、特に子ども同士でペアを組ませて活動する際の要注意項目となります。健常児とPDDのある子とでペアを組ませると、どうしても活動を成功させたいがために、健常児のほうがPDDのある子のほうに合わせてしまうということが、しばしば起こります。活動は成功しているから、一見うまくいったようにも見えるのですが、これでは療育的に何の効果も出てこないでしょう。こうしたことが起こっていないかどうか、こちらはしっかりと目を光らせておく必要があります。ですので、もし**子どもたち同士でペアを組ませるならば、どちらがどちらに合わせるのか、その役割を明確にしておいてあげることが大切**でしょう。そして役割交替しながら、活動を続けましょう。

だから、できれば**最初は、大人が個別にしっかりとかかわってあげたほうがいい**です。もし**子どもたち同士でペアを組ませるのであれば、対人関係の発達レベルが同程度の子同士で組ませるのがいい**でしょう。

もう一つ重要な点は、これらの活動は、**活動を成功させることが主眼なのではなく**、活動を人と一緒にすることが楽しくて、その楽しさを人と共有できるようになることが主眼だという点です。それは成功するに越したことはないけれど、成功したって、その活動が本人にとって（あるいはかかわる大人にとって）拷問のようになっているのであれば、それはＲＤＩの「精神」からすればば本末転倒でしょう。

9 さらに難しい課題に挑戦

ＰＤＤのある人々が障害として持っている「対人的相互反応」の領域をどう発達させていくのか、その療育のポイントを解説してきましたが、ここでもう一度、七つのポイントを確認しておきましょう。

①　非言語的コミュニケーションを発達させること
②　人と一緒にいて何かをすることを「楽しい」と感じられるようになること
③　周囲の人々の様子を観察・察知できるようになること（これを「参照」という）
④　周囲の人々の動きを参照して、それに合わせられるようになること（これを「協調」という）
⑤　「変化」を楽しめるようになること
⑥　「白か黒か」ではなく「灰色」の部分を認められるようになること
⑦　絶対評価／固定的評価ではなく、相対評価／文脈的評価ができるようになること

これまで①から④のところをお話ししてきたわけですが、とにかくまずここまでのことを、一緒にゲームをやったりしながら、十分に発達させましょう。これらが十分に発達してきたならば、もう普段のかかわりもずいぶんと楽になっていることでしょう。視線が合うようになってきているでしょうし、あれやこれや口でうるさく指示を出さなくても、こちらのちょっとした合図で行動に移ることができるでしょうし、一人で勝手に行動することが少なくなってきて、それなりに周りの様子や状況に合わせた行動がとれるようになってきているはずです。そしてなにより、笑顔が多くなって、話もよくしてくれるようになって、こちらが近づいていっても嫌がらず、また逆に向こうから近づいてきてくれたりするでしょう。周りの子どもたちにとっても、わりと楽に一緒にその子といられるようになっていることでしょう。

さて、ここまでできるようになってきたら、ゲームやワークを一緒にやることも困難ではなくなっているはずですから、さらに難しい課題に挑戦しましょう。

10

＜⑤「変化」を楽しめるようになること＞

「自閉的傾向」のある方々の行動や思考は、しばしばきわめて常同的でパターン化されています。だから、いつもやっていることができない、あるいはいつものやり方でできないとなると、すぐパニックに陥ってしまう。あるいは、一つルールを覚え込むと、何に対してもそれを適用してしまう。また、「新しい」こと、知らない状況に対応できない。少なくとも、「新しい」ことは、彼らにとって「面白い」ことではなく、彼らに脅威を与えるものとして認知されてしまうのです。

これでは、勉強や作業ならまだしも、対人関係（なかでも友人関係）を「楽しむ」ことは望めないでしょう。だって対人関係（なかでも友人関係）って、いつもいつも同じことの繰り返しじゃないじゃないですか。会話にしたって、別にあらかじめ台本が決まっているわけではないですから、こちらが言ったことに対して、相手はいろんな返し方をしてくる。仮にこちらに「台本」があったとしても、そのとおり相手が返してくることなんて、普通はまずないわけです。そのときにいちいちパニックを起こしてたんじゃ、対人関係なんてそりゃ持てないでしょう（逆に言うと、だからＰＤＤのある方でも演劇は結構できたりするんです）。

でも普通、対人関係（なかでも友人関係）がなぜこうも楽しく、ワクワクする、刺激的なものなのかというと、それは例えば会話などの中に「予測不能性」があるからであり、そこでどんどん「新しい」ことが起こり、「新しい」発見があり、それが「創造性」につながっていくからでしょう。ジョークやギャグでもそうです。当たり前のことを言われたって、おかしくもなんともない。「意外性」があるからこそ「面白い」わけです。「台本」からはずれる「変化」や「新奇性」を人々は「楽しむ」わけです。ＰＤＤのある方々は、これができない。彼らにとって、この壁は非常に高いものです。

ちょっと話は変わりますが、ソーシャルスキルズ・トレーニング（ＳＳＴ）のことを先に少し述べましたよね。あれはＰＤＤのある方々にとっても、大事なトレーニングの一つであることは間違いないのですが、しかしＳＳＴだけやっていても、彼らのここで言う「対人関係能力」は決して発達しません。ＳＳＴは基本的に、「台本」どおりやるトレーニングです（もちろん「台本」をつくるところからやるわけですが）。だから、その「台本」が通用する場面にはＳＳＴは効果を発揮しますが、通用しない場面には無効となります。それでもまだＳＳＴの対象者がＰＤＤ以外の方々である場合は、そこで学んだことを「応用」してくださって、臨機応変にその場面、あるいは別の場面をもうまく乗り切ってくださることでしょう。しかしPDDの場合、その「応用能力」「臨機応変性」自体に問題があるのですから、そう事はうまく運びません。うまくいくどころか、場合によってはSSTで学んだ「台本」をトンチンカンな場面で使ってしまって、逆にトラブルを起こすということすらあります。

誤解なきようお願い申し上げますが、私は別にPDDに対するSSTの適用を否定しているわけではありません。実際、比較的定型のコミュニケーションが通用する場面において、PDDのある方々が適応的に行動できるようになるために、SSTは非常に有効です。しかしそれと、より非定型のコミュニケーションで構成される、よりプライベートな対人関係場面を彼らが「楽しむ」ようになれることとは、別のことであると申し上げているのです。そして、PDDのある方々の場合、SSTの効果を般化するためにも、それをやる前にやっておかなければならないことがたくさんあると申し上げているのです。そう、それはまさに、「応用能力」「臨機応変性」を高めるということです。

そのためにはまず、「変化」や「新しい」ことを「楽しい」と感じられるようになっていることが大切です。これを達成するために、まずはこんなところから始めます。

「間違えちゃったゲーム」

前に木原実先生の実践レポートをご紹介しましたが、その中にこんなのがあったのを思い出されるでしょう。

板書するとき、（グループ分けなど）生徒の名前を一文字わざと間違える。例えば、「木原」ならば「大原」などとすると、生徒たちから「オイオイ」といったツッコミが返ってくる。同様に、文字に大小の変化をつけたり、揺れた字にしたりなど、バリエーションが楽しめる。

木原先生は、こちらが間違えると生徒たちからツッコミが返ってくると書いていらっしゃいますが、実際そこでツッコンだのは、最初はＰＤＤ以外の生徒たちだったんじゃないかと思います。また仮にＰＤＤのある生徒たちも騒いでいたとしても、それはお世辞にもツッコミとは言えないものだったんじゃないかと思います。ツッコミというのは、間違いを「楽しんでいる」からこそできる技であって、それを楽しめない人にはツッコミはできません。それは単なる「指摘」であり、場合によっては「怒り」です。それでもまあ、木原先生のような実践を懲りずに続けていると、ＰＤＤのある子どもたちでもだんだんそれを「楽しめる」ようになってくるのですが。

これを個別のワークでやるとしたら、こんなのはいかがでしょう。いろんなオモチャや絵カードを用意しておいて、どれか一つ（あるいは一枚）を取り上げて、トンチンカンなことをし始めるというゲーム。例えば汽車のおもちゃ（あるいは絵カード）を取り上げて、「まあ、おいしそうなケーキ！　このイチゴがたまらないのよねぇ！　パクパク」なんて食べる真似をして、一緒に笑い合うとか。これを交代にどんどんやって、盛り上がる。

身体の一部を使ってもできます。「ああ、頭がかゆい！」とか言いながらお尻をかいたり、「わあ、このケーキおいしそう！」とか言いながら目で食べようとしてみたり、まあいろいろできますよね。そして二人で盛り上がる。

あるいは言葉（単語）を使ってもいいでしょう。いろんな単語を書いたカードを用意するか、黒板に書いておいて、それを変なふうに読み上げる。ある音を飛ばしたり、逆に付け加えたり、まったく違うふうに読んだり。そしてまた一緒に笑い合う。

単語レベルでできるようになったら、それを文レベルにまで発展させていってもいいです。例えば黒板に「海は……」「お腹は……」などと主語だけ書いておいて、述語の部分にトンチンカンな面白い言葉を入れていく。逆に「……は青い」「……はすっぱい」などと述語の部分を書いておいて、主語に面白い言葉を入れていくなど。

もちろん、この種のゲームをやるときは、子どもたちがその物や言葉の本来の意味をちゃんと理解しているということを確認しておかなければなりません。それをちゃんと確認した上で、「じゃあ、ちょっとこんなゲームをやってみよう！」とか言って、ゲームの中身を説明してから始めるわけです。

「ルール変更！」

活動を一緒に行うことにそれほど苦労がなくなり、また「変化」をそれなりに「楽しめる」ようになってきたら、他の子どもたちも交えて、カードゲームとかボードゲームをやってみましょう。

でも、普通にゲームをするのではなくて、ゲームルールを何か変えて行うのです。例えば、時計回りに順番で行うゲームであれば、それを逆回りにしたり、どこか駅の名前を一つ言ってから自分の番をやることにしたり、なんでもいいですからルールを変えるのです。まず皆で、どんな「新しい」ルールを使うかを話し合いましょう。そして、その「新しい」ルールをいくつか最初に考えておくのです。最初はそのうちの一つの新ルールでゲームを始めますが、途中で、メンバーは他の新ルールに変えることができます。「ルール変更！」と宣言して、例えば「サイコロの目を逆にする！」（すなわち１～６を６～１に対応させる）とかにするのです。そうして盛り上がりましょう。このワークを行う際の留意点は、ルール変更を自分がゲームに勝つための戦略として使わせないことです。もしそうなってしまうと、喧嘩になることもありますから、注意しましょう。

ワークの中で、こうした「新しいルール」についていけるようになり、またそれを「楽しめる」ようになったならば、少しずつ日常生活上のルールも変えていく試みをしてみましょう。

この「ルール変更！」というエクササイズには、無数のバリエーションがあるはずです。カードゲームやボードゲームでなくても、活動は何でもいいわけです。どのような遊びにおいても、必ず何らかのルールがあります。ですので、それを途中で変えて楽しむ（何度も申し上げますが、この「楽しむ」という部分が大事です）。いわゆる遊びじゃなくてもいいです。スポーツとか音楽とか、どんな活動の中にでも、これは取り入れられます。

そして、もうお気づきのことと思いますが、この「**変化**」**をつけてそれを楽しむ**という要素は、以前にご紹介した様々なゲームやエクササイズの中にも、入っていたわけです。

例えば「**一緒にピョン**」などでも、最初は「一、二、三、ハイ」などと規則正しくリズムを刻んで、一緒にピョンと飛び降りますが、そのうちに「いぃち、にぃのぉ、ん……ハイ」などとリズムを崩していきますよね。これなんかもそうです。ですからＲＤＩの様々なエクササイズは、もう最初から**変化をつける**ということを視野に入れて構成されているということなのです。

変化をつけて、それについていける能力を伸ばす。いろいろ変わっていくことが楽しいと感じられるようにもっていく。こうしてＰＤＤのある人たちの固定的なパターンを少しでも緩め、臨機応変性を高め、そのことによって彼らの対人関係（なかでも友人関係）をよりスムーズなものとしていく。これは、ＲＤＩの狙いの根幹的部分の一つなのです。

「間違えちゃったゲーム」の意味、または意義

先の「**間違えちゃったゲーム**」も、もちろんこの「**変化を楽しむ**」の一環なんですが、実はですね、正直申し上げて、ＲＤＩを勉強し始めて、初めてこのエクササイズに出合ったとき、私、目から鱗だったんです。「ああ、こういう発想なんだ！」と。私、普段よく人から「発想が自由だ」と言われるほうなんですが、それでもこれはちょっとびっくりしましたね。

普通、教育って「正しいことを教えるもの」じゃないですか。それがＲＤＩでは、わざと間違えさせるんですよ。しかもＰＤＤのある子どもたちに。えっ、そんなのありかいって。あるいは、そんなことやっちゃっていいのって。でも、これがいいみたいだから……いやあ、目から鱗でしたねぇ。

でもやっぱり、「正しいことを教える」**だけ**じゃ、ＰＤＤのある子には不十分な（少なくとも、その〈自閉的傾向〉はよくならない）ようです。実際、しばしば彼らは**正しすぎ**ます。「大目に見る」ことができない。だから周りの子とも、ちょっとしたことでトラブルになる。周りの子たちとしては、普段それなりに彼らに対して、大目に見てあげているわけです。でも彼らのほうでは、ちょっとしたことでも決して大目には見ない。キレたり、パニックを起こしたりする。これではやっぱり、ちょっとお友達関係はやっていけないでしょう。

また、彼らはユーモアを解することができないし、ユーモアを使えない。いや、彼らはしばしば、とてもユーモラスなことを言ったり、やったりはするんですよ。しかしそれは、ユーモアとして使っているわけじゃないから、周りがそれに反応して笑ったとしても、決して彼らは「ウケた」とはとらず、「笑われた」ととり、そして激怒するか落ち込む。つまり、ユーモアとして機能し

ていない。

ですが、ユーモアってやっぱり、対人関係を楽しいものにするための重要な柱の一つですよね。ここが**まったく**だめだと、確かにちょっと苦しい。だから、ここを鍛えなくちゃいけない。

で、ユーモアというのは、必ず何かしらの「間違い」の要素が含まれているものなんです。だから、まずは「間違える」から始めて「楽しい」につなげていく。この二つの間にホットラインを結びたいわけです。

そして、これがさらに発展していって、後の課題である〈⑥「白か黒か」ではなく「灰色」の部分を認められるようになること〉、そして〈⑦絶対評価／固定的評価ではなく、相対評価／文脈的評価ができるようになること〉につながっていくのです。その基礎段階としても、これは重要です。

が、実際やるのは、なかなか大変です。彼らにとって、「変化」が天敵であるように、「間違い」も天敵ですから、彼らはそれに対してすぐ怒りやパニックで反応し、なかなかその「間違い」を楽しんでくれない。また、ボケをボケと認知してくれない(人のボケも、自分のボケも)。

ですので、まずはものすごく簡単なボケから入って、気長に少しずつレベルアップをはかりつつ、最初はできれば一対一でやっていたところに、だんだん他の子どもたちも入れていき、そして最後には、友人グループあるいはクラスで、新作ギャグあるいはコント競演会を開く、こうなれば最高ですね。もしここまできたとすると、彼らは逆に皆の中で(もともと彼らはユーモラスですから)スターとなっていることでしょう。

ただし、再度注意しておきますが、特に年少の子どもたちと「間違えちゃったゲーム」をやる際は、彼らがその言葉やものに対する正しい理解をすでに持っているということを確認してからやってください。そうでないと、本当に間違えたことを彼らは覚えてしまいます。

「間違えちゃったゲーム」の意味・意義はおわかりいただけましたでしょうか？　教師の立場からすると、「間違える」「間違えさせる」というのは、かなり抵抗があるかもしれません。しかし、今述べたような意味・意義をよく理解していただいて、頑張って、やりましょう。そしてこれはもしかしたら、ＰＤＤのある子どもたちに限った話ではなく、今の日本の教育全般の中で、もう少し考えられてもよいことなのかもしれませんね。

さて、個別のエクササイズの中で、かなり「変化」を「楽しめる」ようになってきたならば、**日常生活の中にもちょっとした変化をつけていって、楽しみましょう。**まあ最初は、あまり本人がこだわりをもっていない部分から入ったほうが無難ですけどね。

日常生活に変化をつけるというのは、日常生活の中でわりとパターン化されているもの（いつやる、どういう順番でやる、誰がやる、どこでやる、何をやるに関して決まっていること）に対して、いくつかバリエーションをつくり、それを随時変えていくということです。

こうした意味では、学校生活というのは、そのほとんどがパターン化されていますね。家庭生活の中でも、自然とこうしたパターンってできあがっているものです。それらの中で、変えやすいものを、ゲーム感覚でどんどん変えていくということです。だから保護者の協力が必要になります。学校生活に関しては、なかなか変えられないかもしれませんが、できる部分は変えていく心構えが必要です。

そしていろんなバリエーションづくりに関しては、子どもたち自身にいろいろと考えてもらって、アイデアを出してもらうことが大事です。これもあくまで「楽しく」です。同じバリエーションづくりでも、何か嫌なこと、やりたくないことをお互いに押し付けあうみたいな雰囲気になったらだめでしょう。

こうした活動を推し進めていった一つの究極の形は、（今の日本の中学校以上では絶対無理でしょうが）授業時間割づくりです。小学校以下でも無理かな？　わかんないけど。まっ、できる範囲でやってください。

でもねぇ、こうやって考えると、現代は学校も家庭も、社会全体もどんどんパターン化されていっていて、これってなんか社会全体で自閉症化していってるって感じがしますよねぇ。子どもたちがどんどんＰＤＤっぽくなるように、社会がしているって感じ。こういうのも、最近ＰＤＤ的な子どもが増えている（？）というのと関連があるかなぁ……わかんないけど。

11

＜⑥「白か黒か」ではなく「灰色」の部分を認められるようになること＞

ＰＰＤのある方々の場合、その判断メカニズムは基本的に「白か黒か」、あるいは「正か誤か」、あるいは「全か無か」、あるいは「１／０」のデジタル方式になっています（これも現代の社会的風潮と一致している）。まあ、研究室にこもりきりになって純粋理系でやっていくんだったら、これでもいいんですけどね。少なくとも社会的関係はこれではうまくいきませんよね。社会的関係は、もっとファジーなものですから。そして、ＰＤＤのある方々にとって最も苦手な領域の一つである「気持ち」というやつは、このデジタル方式ではとうてい始末におえるものではありません。

でも、本当は始末におえないんだけど、実際にこのデジタル方式で始末しちゃってるんです。

どのような感情や価値判断も全部1／0、「怒ってる」／「怒ってない」、「好き」／「嫌い」、「怖い」／「怖くない」、「よい」／「悪い」などなど、二段階評定なんです。「ものすごく怒ってる」「少し怒ってる」「あまり怒っていない」「まったく怒っていない」の四段階評定にすらなっていない。連続的なんてのは論の外。「好きだけど嫌い」なんてふうになったら、もう遥か銀河の彼方って感じ。また、感情や気持ちというのは、様々なディメンジョンの複合体、つまり例えば「怖くて好き」とか、なんですけど、これもまったく理解できない。微妙なニュアンスがわからない。微妙なニュアンスがわからないために、それを表すためのボキャブラリーも貧困なものとなっている。

ＰＤＤのある方々が最も苦手とする「気持ち」の理解を育てるためには、彼らの「１／０」のデジタル方式の認知構造に対する働きかけが必要不可欠となってきます。そうした働きかけを通して、最終的には「他人《ひと》の気持ち」の理解までもっていきたいわけですが、まずは次のエクササイズ「感情のグラデーション」のように「自分の気持ち」から入って、この「灰色」感覚を育てていくわけです。

「感情のグラデーション」

例えば「喜び」「怒り」といった何らかの感情を取り上げて、まずその感情を引き起こす様々な日常場面をあげてもらいます。そして、あがってきた日常場面について、その感情の「強度」を何段階かで評定してもらって、それについて話し合いましょう。

この感情の対象が「怒り」である場合、これは「アンガー・マネジメント」で、すでによく使われている方法ですね。

最初は、「強度」でやって、それが区別できるようになったならば、それに適切な言葉を当てていきましょう。

例えば、その感情が「怒り」のディメンジョンであるならば、「キレる」「ムカつく」「やな感じ」「プンプン」「大目に見る」「許してあげる」「水に流す」「私も悪い」などなど。「好き」ならば、「（これがなきゃ）死んじゃう」「ずっとやっていたい」「夢中」「おもしろい」「興味がある」「ときにはいい」「これもあり」「あってもいい」などなど。

ＲＤＩでは、通常まずポジティブな感情から入り、次にネガティブな感情についてもやります。ポジティブな感情には、今あげた「好き」のほかにも、「楽しい」「好奇心」「らく（リラックス）」「安心」などがありますし、ネガティブな感情には「怒り」のほかに「不安」「恐怖」「落ち込み」「絶望」といったものがあります。

さて、ここまでお話ししてすでに皆さんお気づきのように、これはＲＤＩの中でも、かなり高度なレベルの話です。高度であるということは、これはＰＤＤのある人たちだけでなく、いろいろな方々にも通用するものだということです。

実際、感情に関するボキャブラリーの貧困さという話になると、これはもう今の子どもたち全般に当てはまることです。何でもかんでもネガティブな感情は全部「ウザイ」。うるさいことには全部「キレる」。「ビミョウ……」は、まあ「灰色」っちゃあ灰色なんですけど、何でも「ビミョウ……」ですからね。まあ、本当にボキャブラリー貧困なこと！　ここ、なんとかしないとね。

「まあ十分」

「気持ち」もそうですが、ある状況への「対処法」あるいは「解決のあり方」というものも、現実には「正か誤か」あるいは「善か悪か」の二分法ではやれないことが多いものです。それが何かの試験問題を解くという状況であれば、「正解は一つ。あとは全部間違い」で済むのかもしれませんが、人間関係となると、とてもこの二分法では処理できません。日常生活上の「対処」や「解決」において、とりわけそこに対人関係がからんでくるとすれば、(こちらにとっての)「最善」ばかりを追求するわけにもいかないでしょう。ときにはもともと「最善」なんかない場合だってあります。「ほどほど」とか「そこそこ」とか「まあ十分」とか「悪くはない」あたりで(すなわち「灰色」)決着つけないといけない場合がほとんどです。

　だからＲＤＩでは、例えば「**まあ十分**」というエクササイズをやったりします。この種のエクササイズの初歩的なものは、「あなたが大好きなＴＶゲームを始めようとしたときに、あなたの弟がやりたいと騒ぎだし、お母さんも『弟に先にやらせてあげなさい』と言っています。さて、どうしましょう?」などと、何らかの葛藤場面を提示して、それの「まあ十分な」解決を考えていくというやつです。対象となっている子どもが、他の子どもたちとそれなりにかかわれるようになっているのであれば、グループでディスカッションしたり、ロールプレイしたりするのもいいでしょう。

　まあ、これなんかはＲＤＩじゃなくても、どこでもよく行われているエクササイズ(例えばＳＳＴやソーシャル・ストーリーズ)ですけど、**その主眼が**、例えば「譲り合い精神」を育てるといったことや、こうした場面でのソーシャルスキルを獲得するといったこと以前の、「**まあ十分**」(**すなわち「灰色」)感覚あるいは概念の獲得にある**という点が、ＲＤＩの特徴でしょう(でも、この感覚あるいは概念を教えてあげなくちゃいけない子どもたちって、ＰＤＤのある子どもたちに限らず、最近なんか多いような気がしますねぇ)。

12

＜⑦絶対評価／固定的評価ではなく、相対評価／文脈的評価ができるようになること＞

さて、ＰＤＤのある方々が抱えている「対人的相互反応の質的な障害」をどう療育していくのか、その七つのポイントの最後のやつにいきましょう。

先ほど、ＰＤＤのある方々の認知方式は「白か黒か」「１／０」のデジタル認知だと述べましたが、それに加えて、完全一対一方式だという特徴があります。要するに「これはこれ」式なんです。そしてこの二つのもの（〝これ〟と〝これ〟）の組み合わさり方がいったん決まったら、容易にそれが崩れないのです。

例えば行動面で言えば、「赤」は「止まれ」、「青」は「進め」と覚えたら（いや、一応これは正しいんですけど）、そのときの状況がどうであれ、赤だと止まるし（横断歩道の真ん中でも）、青だと進む（車が来ていても）。あるいは評価で言うなら、一度これは「よい」、これは「悪い」となったものは、状況がどうであれ、どこでもずっとそのまま。しゃべるときはこのくらいの音量と覚えたら、どこでもその音量でしゃべる（声が大きすぎることが多いが）、などなど。

これだとねぇ、確かに対人関係はスムーズには進まない。例えば二人で話しているときの声の音量にしても、いい感じ（あるいは普通）にするためには、その場の状況、話の内容、相手との距離、あるいは相手の人柄によっても、その音量は変えなくちゃいけない。対話における適切な音量というものは、その場で相手が心地よいと感じるものが適切なのであって（だから相対的／文脈的）、何か絶対的な適切音量があるわけじゃあない。考えるまでもなく、こんなことは当たり前のことなんですが、彼らにはこれがわからない。

また、人にはそれぞれの考え方、関心や興味、趣味や嗜好というものがあって、そのどれがよくてどれがいけないなんてことはない、ということがわからない。

ここまでのＲＤＩのエクササイズで、周りの動きを観察し、それに合わせて動くということをさんざんやってきているわけですが、そうした非言語的なものを土台として、観念上でも相対化／文脈化を促進していかなければなりません。

だからまずはグループを組んで、自分の「趣味や嗜好」、例えば「**私の好きな食べ物**」について皆で楽しく話し合い、それを皆で共有するといったところから始める（いま「まずは」と言いましたが、少なくともグループを組んで皆で楽しく話し合えるところまで、すでに到達していなければなりません）。こうしたエクササイズを通して、「**人はそれぞれ皆、好きな食べ物が違うんだ**」とか「**そのどれがいいということではないんだ**」ということを学んでほしいわけです。

あるいは、**解決の仕方にはいろいろな方法があって、決して一つではないということを学んでほしい**わけです。例えば、グループの皆に向かって、「太郎君は今度のテストでよい成績をとりたいと思っています。さて、太郎君はどんなふうに勉強すればいいのでしょう？」などと投げかけて、いろんなアイデアを出してもらうといったエクササイズなんかもいいでしょう。扱う状況はどんなものでもいいですが、このエクササイズの主眼が、皆の意見を集約していくのではなく、また自分の意見を通すことでもなく、解決にはいろんなやり方があって、そのどれもがよいアイデアなのだということを学ぶ点にある、ということは間違わないでくださいね。

あるいは、「**ディベート**」を行ってもかまいません（ただし、これはかなり高度ですが）。ディベートの仕方のルールを決めて取り組みましょう（そこでのルールにはいろいろありますが、なかでも最も重要なルールは「**相手の意見を非難せずに、こちらの意見を言う**」です。具体的にどうするか、まず例を示してあげましょう）。そして、ディベートの中でも最高難度のやり方は、ディベートを行う二人（あるいは二グループ）は、最初自分（たち）の意見を述べるわけですが、それを双方言い終わったら、立場を交換するのです。つまり相手の意見が自分（たち）の意見だとして、それから本格的なディベートに入ります。ディベートが終わったら、聴いていた人たちは審査員となって、どちらが勝ったか判定してあげましょう。

うーむ、これは高度だ。ＰＤＤのある方々を対象にして、ここまでもっていくのは至難の業だとは思います。ＰＤＤのある方々でなくとも、これはかなり難しいでしょうから。が、ＲＤＩが何を狙っているのかは、おわかりいただけましたでしょうか？　だから実際には、高度なエクササイズのほうは、例えばピアサポート活動などにおいて応用されることが多いでしょう。ぜひ使ってみてください。

13

ＲＤＩ、そのほか、あれこれ

ＲＤＩにおける療育ポイントを、私なりに七つに絞って紹介してきましたが、ＲＤＩ本体はもっとたくさんのことを言っています。なにしろＲＤＩの最終目標の一つが「ＰＤＤのある方々が親友を持てるようになること」ですから、そのためにはほかにもしなければいけないことがたくさんあるのです。

あまり触れてこなかったことで、ＲＤＩが強調していることの一つは「**エピソード記憶**」という概念です。これは簡単に言うと、**ある出来事／体験を一つの流れとして、感情体験も含めて一塊に記憶すること**なのですが、ＰＤＤのある方々の場合これが苦手で、記憶はどうしても要素的、断片的になりがちで、そしてそこに（恐怖や怒り以外の）感情体験記憶が含まれていないことが多いのです。だからここを強化したい。

簡単に言っちゃえば、「**楽しかった思い出**」をたくさんつくりたいということです。そして**いつでもそれを思い出せるような環境を与えてあげたい**ということです。

ＲＤＩには、個別にあるいはグループで、いろんな「作品」をつくっていくエクササイズがたくさんありますが、そこでできあがった作品は常に展示されていることが望ましいですし、できれば活動の様子はビデオ撮影されていて、いつでもそれを見返すことができればうれしい。アルバムなんかも、たくさんつくってあげたい。そしてそれらを眺めて、あのときはああだったね、こうだったねと何度も一緒に語り合いたい。学校の中でもそうですし、家庭の中でもそうしていただきたい。ＲＤＩでは「**メモリーブック**」と言いますが、要するに活動の記録をきちんと残しておいて、それを振り返る作業が大事だということです。

また、そうした過去のいいエピソード記憶の蓄積とともに、**友人関係における未来のスケジューリング**も強調されています。例えば、自宅に友達を呼んで開くパーティを企画する（まあ、まずはここまでもっていくのが大変ですが）。その準備をどうやっていくのか、いつ、何をやるのか、そのカレンダーをつくっていくわけです。まずパーティの日取りを決定し、誰を招待し、どうやって招待するのか、パーティの中で何をするのか、そのために必要な物品は何か、それをどのようにして揃えるのかなどなど、綿密なスケジュール表を作成し、それを実行に移していく。素敵ですよね、これができれば。まあ、かなり高度なエクササイズですが。

また別に、友人関係を築き、それを維持していく際にかなり重要となってくることは、「**友人関係にはいくつかのレベルがある」ということを知ること**です。ここでも彼らはしばしば二分法で、相手は「友達」か「友達ではない」のどちらかになってしまうのです。でも一言で「友達」って言っても、実際はそこにはいろんな形態や関係があるわけです。クラスが一緒だとか近所だということで、ときに共同活動をする場面があるという関係から、趣味や嗜好が比較的一致していて一緒に遊んだり行動したりすることもあるという関係や、かなりお互いに理解し合い支え合っている関係、さらにはそれは「親友」と呼んでいい関係で、仮に一緒に過ごす時間がなくなったとしても二人の関係は切れないだろうというものまで、本当にいろいろあるわけです。

そして、それぞれにおいて、相手との距離のとり方は違ってきます。これもまた彼らにとっては高度なレベルの話ですが、友達とそれなりに活動できるようになったならば、絶対に取り組んでいかなければならない課題ではあります。そうでないと、せっかく友達と遊べるようになったのに、そこで何か極端なことをやってしまってトラブルとなり、それがトラウマになって、「もう友達なんかいらない！」と、また孤立的な生活に逆戻りしてしまうということが起こってしまいます。

最後に、これは結構基本的なことなんですけど、ＲＤＩでは「**セルフトーク**」ということが強調されています。これはつまり、**現在の自分の行動、気持ち、あるいは自分を取り巻く状況などについて心の中で**（最初は小さな声なら出してもよい）**つぶやく**ということです。最初は現在の自分についてだけやるんですが、それができるようになったら、**これから自分はどうしようと思っているのかについてもつぶやく。**さらには、**自分のそうした行動の結果起こる事態についても想像してつぶやく。**

ここまでやれるようになったら、「**セルフ・インストラクション（自己教示）**」にまで発展させることが可能となります。例えば、「おしっこしたくなってきた」→「トイレに行こう」→「いま授業中だから黙って出ると先生に怒られるだろう」→「だから、一言先生に断ってから行こう」です。これらを段階的に、心の中でしっかりとつぶやく。ＲＤＩの中盤のステージで重要となる方法で、ソーシャル・ストーリーズでよく用いられる方法でもあります。

さて、いかがでしたでしょうか？　これにて広汎性発達障害（ＰＤＤ）およびＲＤＩについてはお開きにします。

次章から話は、いま教育現場で話題となっているもう一つの精神障害、注意欠陥／多動性障害（ＡＤＨＤ）に移ります。

第5章

注意欠陥／多動性障害（ＡＤＨＤ）

広汎性発達障害（ＰＤＤ）と並んで、いま教育現場で非常に話題となっているもう一つの精神障害、**注意欠陥／多動性障害**（Attention-Deficit/Hyperactivity Disorder：ADHD）についてお話ししましょう。

どこの小学校・中学校にうかがってもＡＤＨＤが疑われる子の話は必ずと言っていいほど出ますし、児童精神科の患者の診断内訳を見ても、今ではこれが必ずトップ３に入っています。こうした状況はそれほど昔からあったわけではなく、せいぜいここ七、八年の傾向でしょう。なんだか急に「流行《はや》り」だしましたね。これも広汎性発達障害と同じで、ＡＤＨＤの概念が一般に普及してきたことと無関係ではないでしょう。「〝問題〟は社会的につくられる」という顕著な一例です。

最近話題になっていますから、以前よりは皆さんのＡＤＨＤに対する理解も深まってきていると思いますが、ここでもう一度整理し、確認しておくことは決して無駄ではないでしょう。まだまだ誤解も多いようですからね。そして対応についてもきちんと整理しておきましょう。

1 ＡＤＨＤ概念の変遷

注意力の持続が困難で、落ち着きがない、衝動性が高いといった子どもたちについての研究は、意外と古くから行われていて、おそらくこの問題に関する最初の論文は、一九〇二年のスティルの論文でしょう（だから自閉症研究よりも古い）。当時から、これは器質的（生物学的）、体質的なものに起因するものとされてきました。

その後、脳炎にかかった子どもたちが、ときに同様の状態を呈することが確認されてから、脳損傷の可能性が疑われ、〈**微細脳損傷**（ＭＢＤ）〉という概念が出されました。しかしその後、脳の損傷部位を発見することはついにできず、また脳損傷を受けた可能性のない子どもたちにも同様の症候群が認められることから、〈**微細脳機能障害**〉というふうにその名称は改められました。これがだいたい一九五〇年代頃までの動きです。

一九六〇年代以降は、きちんと発見されない「脳損傷」や「脳機能障害」という言葉の使用を控え、状態像をそのまま表すような名称が用いられるようになり、〈**過動症候群**〉〈**多動症**〉〈**注意欠陥障害**〉などの言葉が使われるようになりました。ちょっと前までは、〈**多動を伴う注意欠陥障害** Attention Deficit Disorder with Hyperactivity : ADDH〉という言葉がよく使われましたが、一九八〇年代後半以降は、ほぼ〈**注意欠陥／多動性障害** Attention-Deficit/Hyperactivity Disorder : ADHD〉で統一されるようになりました。ただしこれは**ＤＳＭ**（米国精神医学会による診断基準）上の名称で、**ＩＣＤ**（ＷＨＯによる診断基準）上の名称は、今でも〈**多動性障害**〉Hyperkinetic Disorder となっています。

このように、いろいろと呼ばれ方は変わってきたものの、**結構昔から研究されてきた障害であること**、そして、**一貫してそこには生物学的な基盤が想定されている**ものであること、この二点はしっかり押さえておいてください。

2 ＡＤＨＤの診断基準

では、ＡＤＨＤとは、どういう状態像のことを指すのか、表６にＤＳＭ－Ⅳ－ＴＲの診断基準を示しておきます。

表6を見ておわかりのように、ＡＤＨＤは基本的に三つの症候群、<**不注意**><**多動性**><**衝動性**>から構成されています。この中で、<多動性>と<衝動性>は比較的わかりやすい概念かと思いますが、<不注意>はちょっとわかりにくいかもしれません。

<不注意>とは要するに、**注意を一点に持続的に向けていることが難しく、すぐに別のもの／所に注意が移ってしまう**ことです。そのために表にあるような様々な問題が起こるわけです。

例えば、(1)の(a)の「不注意な間違い」、すなわちケアレスミスが多発するのも、そこに集中していないから起こることですし、(c)の「話しかけられたときにしばしば聞いていないように見える」のも、気が別のところにいっているからですし、(d)の反抗しているわけでも理解できていないわけでもないのに「指示に従えない」「やり遂げられない」のも、その指示に注意が向いていないから指示がちゃんと入っていない、あるいは課題に集中していないからやり遂げられないわけです。(g)の「よく物をなくしてしまう」のもそうですし、(i)の「日々の活動で忘れっぽい」のも、記憶力の問題や反抗的な態度というよりも、その場になったときに、別のところに気がいってしまっているからなわけです。

ちょっと前、『片づけられない女たち』(ＷＡＶＥ出版)という本が話題になりましたが、これがこの<不注意>あるいは<注意欠陥>というやつです。たとえ部屋を片づけようと思っても、その作業にずっと没頭できない、あるいは順序立てて作業をすることができないために、いろいろ物を取り出したはいいが、きちんと片づけ終わるところまでいかない。結局は、片づけを始める前よりもさらに部屋は散らかっているという事態を招いてしまうというわけです。

ＤＳＭ―Ⅳ上は、この**Ａ項目**、<不注意>九項目のうち六項目以上、<多動性-衝動性>九項目

表６　DSM-IV-TRにおける注意欠陥/多動性障害の診断基準

A．(1)か(2)のどちらか：
　(1) 以下の**不注意**の症状のうち６つ（またはそれ以上）が少なくとも６カ月間持続したことがあり、その程度は不適応的で、発達の水準に相応しないもの：
　〈不注意〉
　(a) 学業、仕事、またはその他の活動において、しばしば綿密に注意することができない、または不注意な間違いをする。
　(b) 課題または遊びの活動で注意を集中し続けることがしばしば困難である。
　(c) 直接話しかけられたときにしばしば聞いていないように見える。
　(d) しばしば指示に従えず、学業、用事、または職場での義務をやり遂げることができない（反抗的な行動、または指示を理解できないためではなく）。
　(e) 課題や活動を順序立てることがしばしば困難である。
　(f) （学業や宿題のような）精神的努力の持続を要する課題に従事することをしばしば避ける、嫌う、またはいやいや行う。
　(g) 課題や活動に必要なもの（例：おもちゃ、学校の宿題、鉛筆、本、または道具）をしばしばなくしてしまう。
　(h) しばしば外からの刺激によってすぐ気が散ってしまう。
　(i) しばしば日々の活動で忘れっぽい。
　(2) 以下の**多動性-衝動性**の症状のうち６つ（またはそれ以上）が少なくとも６カ月間持続したことがあり、その程度は不適応的で、発達水準に相応しない：
　〈多動性〉
　(a) しばしば手足をそわそわと動かし、またはいすの上でもじもじする。
　(b) しばしば教室や、その他、座っていることを要求される状況で席を離れる。
　(c) しばしば、不適切な状況で、余計に走り回ったり高い所へ上ったりする（青年または成人では落ち着かない感じの自覚のみに限られるかもしれない）。
　(d) しばしば静かに遊んだり余暇活動につくことができない。
　(e) しばしば“じっとしていない”、またはまるで“エンジンで動かされるように”行動する。
　(f) しばしばしゃべりすぎる。
　〈衝動性〉
　(g) しばしば質問が終わる前に出し抜けに答え始めてしまう。
　(h) しばしば順番を待つことが困難である。
　(i) しばしば他人を妨害し、邪魔する（例：会話やゲームに干渉する）。

B．多動性―衝動性または不注意の症状のいくつかが７歳以前に存在し、障害を引き起こしている。

C．これらの症状による障害が２つ以上の状況〔例：学校（または職場）と家庭〕において存在する。

D．社会的、学業的、または職業的機能において、臨床的に著しい障害が存在するという明確な証拠が存在しなければならない。

E．その症状は広汎性発達障害、統合失調症、または他の精神病性障害の経過中にのみ起こるものではなく、他の精神疾患（例：気分障害、不安障害、解離性障害、またはパーソナリティ障害）ではうまく説明されない。

のうち六項目以上のどちらかに当てはまればＡＤＨＤということになり、両方満たしていれば〈**混合型**〉、どちらか一方だけであれば〈**不注意優勢型**〉（これをＡＤＤと呼ぶことがある）、あるいは〈**多動性‐衝動性優勢型**〉と呼びます。これが**ＩＣＤ―10**になると、〈不注意〉〈多動性〉〈衝動性〉が三つ全部そろって（その中の項目もＤＳＭ―Ⅳとは微妙に違う）はじめて〈多動性障害〉ということになります。つまり、ＤＳＭ―ⅣのほうがＩＣＤ―10よりも〃甘い（広い）〃診断基準だということです。

どちらがいいかについては種々意見がありますが、現実には世界的にＤＳＭ―Ⅳのほうがよく用いられています。いずれにせよ、この二つの診断基準間には、概念上の微妙な違いがあるということは押さえておいてください。

3

ＡＤＨＤは小さい頃からその兆候が認められ、また複数の状況において問題が存在する

いま、ＤＳＭ―ⅣのＡ項目についてお話ししましたが、Ｂ項目とＣ項目も診断上重要です。

Ｂ項目は、「**小学校入学以前からＡＤＨＤの症状のいくつかが存在し、障害を引き起こしている**」というものですが、要するに小学校入学以降いつからか突然（あるいは徐々に）そうなったというようなものはＡＤＨＤとはしないということです。先ほども申しましたように、ＡＤＨＤという概念は基本的に**先天的**な脳機能の障害を想定しているものであり、（少なくとも学齢期以降の）環境要因（あるいは心理社会的要因）から引き起こされるものではない、とされているからです。ですので、ＡＤＨＤ診断のためには、ＰＤＤの場合と同様、生育歴に関する情報が必要となります。

Ｃ項目は、「ＡＤＨＤ症状による障害が二つ以上の状況において存在する」というものですが、だから「学校ではだめなんだけど、家ではいい子」とか「学童クラブとか塾とかでは普通」とかいうのであれば（そしてそれが本当であるならば）、それはＡＤＨＤとは言わないということです。何度も申しますが、ＡＤＨＤという概念はその背景に脳機能の障害を想定しているものであり、単にある特定の場面や状況に対する反応というものではない、つまり場面限定性のものではないということです。もちろん場面や状況によって、問題の出方の程度は変わってくるかもしれませんが、その傾向はどんな場面においても認められるということが、ＡＤＨＤ診断上重要となります。

Ｂ項目にしろＣ項目にしろ、これを確認するためには保護者からの情報が必須となりますが、保護者から正確な情報を引き出すためには、それ以前に保護者とのいい関係がつくられていなければなりません。関係がよくない場合、しばしば保護者は、実際は家庭でも問題が生じているにもかかわらず、「家では問題ありません」と語るものです。こうならないために、保護者と会うときに学校での問題行動のことを保護者に「訴える」感じにならないよう、そして問題行動の原因が家庭にあるといった態度をとらないよう心がけることが大切です。もし本当にその子にＡＤＨＤがあるのであれば、保護者の方々も家庭でいろいろと苦労されているはずですから、その大変さを十分に理解し、その労をねぎらいつつ、有効なかかわり方について一緒に考えていく、そんな雰囲気ができあがればいいですね。こういう雰囲気があれば、保護者は家庭におけるその子の状態について、かなり正確な情報を提供してくれるものです。繰り返し申し上げますが、**「この子は学校でこんな大変なことを起こしているのだから、保護者の方、なんとかしてください！」的な態度をとらないこと、これは絶対です。**

またＣ項目に関しては、もし本人が他の集団や活動に参加しているのなら（例えばクラブとか塾とか)、そこのスタッフと一度会い、そこでの様子を確認しておくことも大切です。

4 PDDとの関連

E項目は鑑別診断(あるいは除外診断)の項目ですが、特に注意を要する点は、ここに広汎性発達障害(PDD)が入っていることです。ここにPDDが入っているということは、DSM—Ⅳにおいては、たとえADHDのA・B・C・Dそれぞれの項目を満たしたとしても、同時にPDDの診断もつくのであれば、ADHDの診断は付されないということです。DSM—Ⅳ上は、ADHDとPDDの重複診断が許されておらず、両方の症状がある場合は、PDDが優先されるのです。

これについては多くの議論があります。実際はPDDのある人たちのうち、かなりの人たちがADHD症状を併発していますので、この情報を診断上落としてしまっていいのか、だから重複診断を認めるべきだという意見も強くあります。一方、このままのほうがADHDとPDDがともに独立した、別個の障害であることを強調できるし、特に高機能(知的障害を伴わない)のPDDの存在を見逃さないためにも、このほうがいいとする意見もあります(というか、そのために今はこうなっているのです)。確かに、ADHDは症状が派手なため、すぐに目につきますが、高機能のPDDは見逃されやすい。しかしPDDがあるのであれば、療育上はこちらを優先させなければならない。重複診断を認めるかどうかは、確かに難しい問題です。

5

ＡＤＨＤの疫学

さて、診断基準の次は、疫学、成因、そして予後についてのお話です。

ＡＤＨＤがどのくらいの頻度で発生しているかに関しては、研究によってその数値に結構幅があって、**有病率五％（二〇人に一人！）から〇・五％**まで、一桁違っていたりします。

こうなってしまう理由にはいろんなことがあるのですが、一つには**診断基準の問題**があります。先にも申し上げましたが、ＤＳＭ—Ⅳの場合ですと、〈不注意〉か〈多動性‐衝動性〉のどちらか一つあればＡＤＨＤの診断がつくわけですが、ＩＣＤ—10だと〈不注意〉〈多動性〉〈衝動性〉の三つ全部が揃わないと診断がつかないことになっていて、当然、ＤＳＭ—Ⅳを使った場合のほうが、その有病率の数字は上がることになります。世界の趨勢として、今は**ＤＳＭ—Ⅳ**のほうがよく使われていますが、それだとだいたい**有病率三〜五％**というところです。

また**国や地域によってもその数字は結構変わってきます**。これは、後でも述べますが、ＡＤＨＤには遺伝的要因がかなりあると言われていますので、**人種や民族間でその発生に差がある可能性がある**のと、**問題の判定のされ方がその地域の文化によって変わってくる可能性**があって、それらから地域差が生じてくるのでしょう。

ＤＳＭ—Ⅳの診断基準の各項目は、一見具体的、客観的なもののように見えますが、よく考えてみればかなりいい加減なものです。例えば〈多動性〉の(a)項目、「しばしば手足をそわそわと動かし、またはいすの上でもじもじする」にしたって、「しばしば」ってどのくらいの頻度やネン！

とか、どの程度、どういうふうに動かしたらそれは「そわそわ」ナンヤ！　とか「もじもじ」ナンヤ！とか、とにかくツッコミどころ満載です　結局は、そこの判定は、判定者の主観、ひいてはその地域の文化が決めることになるわけです。

ラテン系民族と日本人を比較した場合、客観的に見ればたぶんラテン系民族のほうが〈多動〉でしょう。そこには民族差があって（狩猟民族と農耕民族の違いと言う人もいる）、だからラテン系民族のほうにＡＤＨＤが多いのかもしれない。しかし、ことはそう単純じゃなくて、日本人から見れば相当程度それは「そわそわ」だとか「もじもじ」だと見えたとしても、ラテン系民族の人たちから見れば、そんな程度は「普通」ということになるかもしれない。

他の精神障害と比べても、特にＡＤＨＤの場合は（そしてそれが軽症のものになればなるほど）、診断が単に生物学的な問題だけで判定されるのではなく、それを見る周りの目というものの影響が強く出てくる、つまりそこに「社会」がからんでくるのです。繰り返しますが、他の精神障害と比べても、そうなのです。

6

ＡＤＨＤは増えているのか？

現在わが国では、ＡＤＨＤのことが非常に話題になっていて、その診断がなされる人たちの数も非常に増えていますが、当然ここにも「社会」がからんでいるわけです。少なくとも、その診断がつけられる人たちの数が増えているのは、診断をつけられるような場（例えば病院）に人々がよく行くようになった、あるいはよくそこに紹介されるようになった（つまり紹介する人が増えた）

という社会的背景がからんでいます。

その数の増加だけを見て、生物学的な意味で、最近ＡＤＨＤという「疾患」の発生率が高まってきたのだとは、簡単には言えないのです。

疫学の話に戻りますが、だから私としては、あんまりＡＤＨＤの診断の幅を広げないほうがいいんじゃないかと思っています。五％なんて言ったら二〇人に一人、四〇人学級を考えたら、各学級に二人ずつＡＤＨＤのある子がいるということになって、そんなにやたらめったら診断つけまくってどうすんだ、という感じはありますよね。

実際、私のところに、ＡＤＨＤが疑われて相談に来られる方のなかで、私がＡＤＨＤの診断をつける子というのは半分、いや三分の一にも満たないかな。それはもちろん、私のところに紹介されてくるケースは、多く「微妙なケース」だからなんですけど。それでもやっぱり、最近はちょっとＡＤＨＤのことを騒ぎすぎって感じはします。

だからＡＤＨＤの有病率を言うなら、それが明確であるもの（一定の重症度のあるもの）に限って言ったほうがいいと思うし、そうすると一％あたりが妥当な線じゃないかと、私は思ってます。

あと、性差ですが、数字の幅は広いですが（二・五〜一〇倍）、一般的に**男子のほうが女子より多い**とされています。特に〈多動性-衝動性〉を含むものは男子に多いです。ただ、**〈不注意優勢型〉となると、これは結構女子にもいます。**〈不注意〉だけだと、なかなか発見しにくいですけどね。だから数字にはなかなか上がってこない。つまり、報告されているほどは、有病率における実際の性差は大きくない可能性があります。

7

ADHDの成因

ＡＤＨＤの原因は不明です。ただ、「①ＡＤＨＤ概念の変遷」のところでも申し上げましたように、ＡＤＨＤはその概念自体が、何らかの先天的な脳機能の障害の存在を想定したものであり、またそのエビデンス（科学的根拠）もいくつか示されています。ＡＤＨＤの原因として、後天的な心理社会的問題が強調されることは、ほとんどありません。

先天的な脳機能の障害が存在することは、ほぼ間違いないことですが（というか、それが存在しているものをＡＤＨＤと呼ぼうということなのですが）、その中身については、まだまだ今後の研究を待つ必要があります。決定因はまだ見つかっていませんが、いろいろな**神経解剖学的**、**神経生理学的知見**を総合すると、部位的にはどうも前頭葉（特に右側）あたり、その部分の活性低下に帰因するのだろうと考えられています。また**神経化学的研究**は、神経伝達物質（脳神経細胞間の情報伝達機能を担う物質）の中の、ドパミンおよびノルアドレナリンがスムーズに流れていないことを示唆しています。

では、どうしてこういうことが起こるのか？　まだよくわかっていませんが、ＡＤＨＤは先天的なものですから、当然何らかの**遺伝学的要因**がそこに考えられます。

ある研究は、ＡＤＨＤのある子の第一度親族（親きょうだい）の二五％が、やはりＡＤＨＤであったと報告しており、また双生児研究では、一卵性双生児の場合、二人ともがＡＤＨＤである確率は八〇～九〇％、二卵性双生児の場合はこれが三〇％程度となると報告されています。

また男性系列の遺伝のほうが、女性系列の遺伝よりも、そのリスクが高いということも言われています。だから実際、ＡＤＨＤのある子のお父さんとお会いしたときに(会わないまでも)、お父さんから「俺も小さいときはそうだった。子どもというものはそういうものなんだ。どこもおかしくない」と言われ、なかなか障害についての理解を得られないという場面に、しばしば出合います(皆さんも経験あるんじゃないですか?)。

ＡＤＨＤの遺伝子型についても、まだはっきりしているわけではないのですが、ドパミンＤ４受容体の特定の遺伝子型がＡＤＨＤの脳の活動パターンと関連しているとする報告があります。

そのほか、出産時外傷(特に低酸素障害)がＡＤＨＤの発生と関連するかもしれないとする報告もあります。

いずれにせよ、そこには何らかの生物学的要因が存在するわけであり、例えば親の育て方といった心理社会的要因がＡＤＨＤという「疾患」を「つくる」ということはありません。ですので、**親のかかわり方がＡＤＨＤの「原因」であるとは、絶対に考えないでください**。通常、ＡＤＨＤのある子を持つご両親は、そのかかわりに大変苦労されています。ですので、**親は「援助」の対象**であって、決して問題の「原因」としてみなされるべきではありません。

ただ、ＡＤＨＤの形成に、心理社会的要因がまったくからんでこないというわけでもないんですが……特に乳児期および幼児期早期の劣悪な生育環境が、のちのＡＤＨＤの形成に関与するという報告があります。ここで言う「劣悪な生育環境」とは、例えば難民キャンプとか、劣悪な保護施設環境の中で育ったとか、そういうものを指します(というか、報告はそういう環境の中で育った子どもたちを対象としたものです)。少なくとも、親の「しつけ」レベルの話ではないということは、心に銘記しておいてください。

8

ＡＤＨＤの予後

ＡＤＨＤの予後（経過）を、他の発達系の障害、例えば広汎性発達障害（ＰＤＤ）などと比べるならば、一般的にそれはかなり楽観的なものだと言えるでしょう。

特に〈多動性‐衝動性〉は、**なくなるとは言わないまでも、年齢が上がるにしたがって基本的には落ち着いていきますし、そのコントロール・スキルも向上していく**でしょう。そうですね、これはあくまで私の個人的な印象ですが、思春期に入ると、さすがにもう児童期のようにはやたらめったら動くということはなくなりますし、青年期、成人期早期と成長するにしたがって、どんどん行動の抑制はできるようになり、最終的にはきちんと就労できるようになるでしょう。もちろん、本人に自分の行動や衝動をコントロールしよう、社会適応をめざそうという気があればの話ですけどね。

〈多動性‐衝動性〉に比べると、〈**不注意**〉**のほうは結構しつこく続く**でしょう。ただこれも、こうした自分の傾向をきちんと自覚して、それなりの対処法を開発していけば、社会生活上それほど支障が出ない程度にはコントロールしていけるようにはなるでしょう。

また、純粋のＡＤＨＤの（つまり併存する障害がない）場合、他の発達系の障害とは違って、**知的能力や認知機能のほとんど、そして対人関係を営む際の基本能力には障害がありません**。だからきっと先生方も、ＡＤＨＤのある子と接していて、仮にその子の成績が悪くとも「この子は基本的に頭はいいな」とか、いろんな場でトラブルを起こしていたとしても「この子は周りの状況がわかってないわけじゃない」、または「こちら（あるいは相手）の様子をちゃんと見てるな」などと感じられたことがあると思います。この部分に障害はない。

さらに、特に〈多動〉というやつは、活動性が高いということでもあるわけですから、障害というよりもむしろ「リソース（資源）」だとさえ言えます。実際、過去および現在の著名人のなかに、〈多動〉の方はたくさんいらっしゃいますし、著名人とは言わないまでも、皆さんの周りにも〈多動〉で「実績」をあげている方はいらっしゃるでしょう？

ただ、〈不注意〉があまりに強すぎると、「実績」はあげられないんですけどね。しばしば、トラブルが起こっている最中は、〈多動〉のことが問題となり、「これからどうなっちゃうんだろう」と皆さん心配なさるのですが、われわれに言わせれば、「〈多動〉のほうは将来的には心配はない、それよりも逆に〈不注意〉のほうが心配」ということになるわけです。

しかし、**〈多動性-衝動性〉は次第に落ち着いていくといっても、**先ほどチラッと申しましたが、それは**本人が「コントロールしよう」「適応的にやっていこう」という気があってこその話**です。だからかかわりの際には、具体的な対応も大事ですが、**この「本人の気」の部分をどう育てていくかが、非常に重要な問題となる**ということです。その辺に関しては、次章でもふれますが、ここで一つだけ指摘しておきたいことがあります。

ＡＤＨＤのある子どもたちのよい適応的予後を獲得するために必要となることは、普通社会の中できっちりと受け容れてあげることです。もし普通社会の中で受け容れられず、はじき出されたならば、彼らはしばしば「アウトロー」の世界で生きるようになり、結果ますますその行動を過激化させていく可能性が高まるでしょう。

最近、ＡＤＨＤに対する社会（なかでも教育界）の関心が高まっていることはいいことだと思います。他の発達系の障害と同じで、ＡＤＨＤも早期に発見され、早期に適切な援助が提供されればされるほど、その予後はよくなります。しかしそれも「適切な援助」があってこその話です。私がちょっと危惧しているのは、ＡＤＨＤを疑って、もしそうなら「通常の学級ではやれませんから、別のところへ行ってください」的な動きが一部に見られることです。こんなふうにその「診断」が使われるのなら、変に「発見」されないほうがいいんじゃないのかな？

第6章

注意欠陥／多動性障害（ADHD）への対応

前章では、注意欠陥／多動性障害（Attention-Deficit/Hyperactivity Disorder：ADHD）の診断、疫学、成因、経過について述べました。この章は、ＡＤＨＤへの**対応編**です。まずは医学的治療から。

1

ＡＤＨＤの薬物療法

ＡＤＨＤには、一応、薬物療法があります。ここで「一応」という言葉をつけたのは、その薬物はＡＤＨＤの原因を根本から取り除くようなものではなく、ＡＤＨＤのために出てくる症状を一時的に緩和するという、いわば「対症療法」的な薬物だからです。つまり「頭痛」に対する「頭痛薬」みたいなもので、頭痛という症状は一時的に取ってくれるけれども、もしかしたらその根底にあるのかもしれない脳血管性障害や脳腫瘍みたいなものを治すわけではないということです。

ただ、なんだかんだ言っても（「対症療法」的だとは言っても）、「気合い」で頭痛を治すよりも、やっぱり頭痛薬のほうが効きますし、また、いたずらにそれを我慢して日常生活上の支障を長引かせてしまうことは望ましいことではありません。それはＡＤＨＤにおいても同じで、特に**状況が困難なものである場合には、薬物療法の導入は躊躇されるべきではありません**。困難な状況を長引かせてしまうことのほうが、本人に対しても、周囲の人々に対しても、より多大なダメージを与えてしまう結果となるからです。たとえ「対症療法」的であれ、まずは困難な状況を鎮静させ、日常生活上の支障を最小限に抑え、それから（というか、同時に）教育的、心理的、社会的な支援をゆっくりと丁寧にやっていくことが重要です。

メチルフェニデート（リタリン）

おそらく皆さんすでにご存知のように、日本では、ＡＤＨＤに対する薬物療法として、**メチルフェニデート（製品名：リタリン）**がよく使われています。これは**精神刺激薬** psychostimulant の一種で、同じく中枢神経の刺激薬であるアンフェタミン（俗に言う覚醒剤）と似たような分子構造を持つ薬物です。

え？　覚醒剤系の薬？　多動や衝動性の強い人に、覚醒剤系の薬飲ませてどうすんの？　驚かれるのももっともですが、これが効くから不思議なんですよねぇ（ＡＤＨＤに精神刺激薬が効くことがわかったのは一九三七年だそうですが、どうでもいいけど、最初に使った人って勇気あるのか、トンチンカンなのか、よくわからないけど）。

確かに、精神刺激薬というのは、通常、主にナルコレプシー（突然眠ってしまうという睡眠発作を主体とする睡眠障害）の治療薬として使われるものです。アンフェタミンとその誘導体であるメチルフェニデートは、脳幹網様体（脳幹全域に網目状に上下に連なっている灰白質・白質部分で、大脳皮質の活動水準を保ち、意識をはっきりさせておく働きをもつ）において、ノルエピネフリン、ドパミン、セロトニンといったモノアミン系の神経伝達物質の放出を促進することによって、覚醒度を上げます。また、これらは線状体（大脳基底核のうち、尾状核とレンズ核の被核を結ぶ灰白質で、大脳皮質から出て脊髄を下る運動神経路の一つである錐体外路を司る中枢の一つ）や大脳辺縁系でのドパミン作動性神経伝達物質を賦活し、行動に及ぼす興奮作用と多幸感を引き起こします。さらに、ノルアドレナリン作動性神経伝達を賦活して、交感神経系を刺激します。

なぜ精神刺激薬がADHDに効くのか？

これがなぜ、ADHDに効くの？ 以前は、精神刺激薬はADHDを逆説的に静穏化する（すなわち、その状態を増強することにより、生体内の均衡システムを作動させ安定化を図る。熱があるときに身体を温めるのと同じ理屈）と考えられていましたが、どうもそういうわけでもないようです。ADHDのある子に対するアンフェタミンの効果と健常児に対する効果の種類や方向性は同じものなんですね。ただ、その程度がずいぶん違う。だからたぶん、ADHDのある人の脳には、ドパミンやノルアドレナリンの量が少ないんでしょう。特に前頭葉において。それを増やすんでしょう。わからないけど。

まあこんな感じで、なぜADHDに対して精神刺激薬が効くのかは、まだよくわかっていないのですが、現実に、ADHDのある人は精神刺激薬を飲むと落ち着き、そうでない人は活動性が高まる、ということはわかっている（こういうふうに、なぜその薬が効くのかはわからないけど、効くことはわかっているということは、医学の世界ではすごくよくあることなんです。だいたい、ほとんど薬って、そんな感じで発見されているんですね。薬がまず見つかって、その作用機序を解明していくことによって、その病理メカニズムが解明されていくってこともよくあることです）。

確実に言えることは、**ADHDのある人とそうでない人とでは、この薬物に対する反応が違う**ということです。これも、ADHDの脳機能状態は通常のものとは違うというエビデンス（科学的根拠）の一つです。何度も言いますが、ADHDというのは、生物学的基盤をもつ先天的「疾患」なのです。

＊リタリンは、成人患者の薬物依存傾向を高める懸念から、二〇〇七年一〇月以来、その使用が制限されています。それを受けて、小児のADHDに対しては、同年一二月に同じメチルフェニデートを成分とする「コンサータ」が承認されました。これは溶けにくくする工夫が錠剤に施されていて、一日一回の服用で効果が持続します。

薬の効果と、どのようにそれを飲めばいいのか？

精神刺激薬は、ＡＤＨＤの症状である〈不注意〉〈衝動性〉〈多動性〉のすべてに効果があります。つまり、注意の持続時間を増やし、衝動性や多動を抑えます。したがって、攻撃性も減り、指示にも耳を傾けて従うようになるでしょう。忘れごとが少なくなり、もめごとも少なくなるでしょう。学業においても、顕著な進歩が見られるかもしれません（勉強を続けられるようになるから）。

ただし、**〈特異的発達障害〉あるいは〈学習障害（ＬＤ）〉に対する直接の効果はありません**し、もちろん、**ＡＤＨＤのない、いわゆる「問題児」の行動改善にはつながりません。精神刺激薬はＡＤＨＤのある子の七〇～八〇％に有効である**とされています。診断が間違っていなければ、このくらいの確率で効くのですから、使わない手はないでしょう。

メチルフェニデート（リタリン）は、服用してからおよそ三〇分以内に胃から吸収され、一～二時間で脳内血中濃度が最大になり、**四～五時間で代謝・排泄され、効果がなくなります。**このことをよく覚えておいてください。**リタリンは、一時的な効果しかない**のです。

だから、まず朝、学校に来る前に家で飲むことになります。それでおそらく（適量であれば）、午前中いっぱいはもつでしょう。そしてお昼休みにまた飲む。それでおそらく（適量であれば）、下校まではもつでしょう。夜は（それも遅い時間は）飲ませてはいけません。これは覚醒剤系の薬ですから、そんなの飲めば眠れなくなります。

お昼休みにもう一度飲まなければいけないということは、**学校側の協力が必要となる**ということです。本人に任せておいたって、ＡＤＨＤのある子は、診断基準にありましたように（一二三ページ表６参照）、「しばしば日々の活動で忘れっぽい」のですから、ちゃんと覚えていて飲んでなんかくれません。だから、お昼の薬は保健室で管理しておいて、担任の先生が毎日、本人に指示して保健室に行かせ、そこで飲むようにするのが普通です（給食の前後に担任の先生がクラスで飲ませてもいいのですが、皆がいるところで薬を飲むことを本人が嫌がることが多いので、これは難しいかもしれません）。

「適量」とはどのくらいの量なのか？　これは個別差があって、一概には言えません。通常、一日量一〇mgから始めます。リタリンの錠剤は一錠一〇mgですから、これを半分に割って、朝と昼に飲むわけです。それで様子を見ながら、必要であれば量を増やしていって、**「適量」を見つける**ことになります。ですので、**学校での様子の観察は非常に重要となりますし、それを保護者にフィードバックしていくことが大事となります**（保護者がそれを医師に報告するので）。また、朝ちゃんと薬を飲ませたかどうかの確認を保護者から受けることも重要です。それは、仮に飲ませていなかった場合、そのことで親を叱るためではなく、飲んでいる場合と飲んでいない場合の本人の様子の違いを確認するためです。そして、学校での様子を保護者にフィードバックする。**薬物療法に関しても、こうした学校と家庭との連携というのが非常に重要**となってきます。

参考までに、リタリンの最大投与量は、一・五mg／kg／日（体重が四〇kgの子の場合だと、一日最大六〇mg）とされています。これをだいたいの目安にしてください。

精神刺激薬の副作用

すべての薬は、効果をもつと同時に副作用ももっており、精神刺激薬も、もちろん例外ではありません。

精神刺激薬の副作用でもっとも多いのは、**不眠**です。寝つく時間が遅くなるのです。したがって、最後の服薬時間は、午後四時以前にすることが望ましいでしょう。

それと**食欲低下**。したがって、朝・昼の薬は食後に飲むようにして、薬を飲まない夕食の量を多めにすることを心がけるとよいかもしれません。それでも体重が減っていったり、あるいは減らないまでも、身長の伸びに対して体重の増加が十分でないようなことが起こるならば、例えば夏休みなど、特に薬を必要としないような期間はいったん薬をやめ、体重の回復につとめるといったことをしたほうがよいかもしれません。

またまれに、特に薬の量が多くなった場合に、覚醒水準が変化して、**いらいら**したり、**不安**が強くなったり、逆に無関心になったり、いつも眠かったりする(**傾眠**)ことがあるかもしれません。身体症状としては、**腹痛や頭痛、吐き気、めまい、口渇、便秘**などが出ることがあります。また**血圧上昇**が起こることもあります。こうした副作用が出てきた場合は、医師とよく相談してください。通常、こうした症状は(それが薬の副作用であるならば)、**減薬することによって速やかに改善**します。またチック症状(ピクピクとした筋肉の不随意運動)が出てきた場合は、服薬を中止しましょう。

覚醒剤系の薬だと聞くと、依存や中毒のことが心配になる方もいらっしゃるでしょうが、こちらのほうはほとんど心配はありません。通常の処方量であるならば、**依存も中毒も起こることはまずない**と言っていいでしょう。

ちなみに、依存には、身体依存と精神依存の二つがあります。

身体依存というのは、薬が切れてきたときに身体的離脱症状(俗に言う禁断症状)が出てくるもののことを言いますが、この薬には身体依存性は**ありません**。

精神依存は「薬がなければいられない／やれない」「薬を欲しいと思う」といったように精神的に

薬に依存することを言いますが、抑うつ的な青年や成人の場合には、しばしばこれが起こるものの、ＡＤＨＤのある子どもの場合は、この精神依存もほとんど発生することは**ありません**。なぜなら、ＡＤＨＤのある子どもの場合、これを飲んだからといって、別に気持ちよくなるわけではないからです。だから、自発的に「薬を飲みたい」「薬が欲しい」という気にはならないのです。飲みなさいと言われるから、いやいや飲んでいるだけです。ですから、飲みなさいと言われなくなると、すぐに飲まなくなります。つまり、精神依存が発生する余地がないのです。

このように精神刺激薬は、ＡＤＨＤのある子どもに対して、それほど重篤な副作用はなく、また依存や中毒も発生しないという、比較的安全な薬です。それでも飲み方には注意が必要ですし、飲んでいる間の本人の状態モニターは、家庭においても、学校においても非常に重要となります。繰り返し申しますが、**家庭と学校との間での本人の状態についての情報交換（連携）が重要です**。

どのくらいの期間、薬を飲めばいいのか？

これは本当にケースによって様々です。数か月で済む場合もあるでしょうし、数年（あるいはもっと）飲み続けなければならない場合もあるでしょう。

ですが、基本的に、ＡＤＨＤによる日常生活上の困難は、多くの場合成長とともに克服できたり、コントロールできるようになるものですから、薬は最も困難な時期を少しでも落ち着かせるために用いられるべきです。その時期を薬で安定化させ、その中で適応的スキルが身につくように働きかけ、薬がなくてもやれるようにもっていくべきです。

ただ、うまくやれるようになってきたとして、それが薬の効果なのか、スキルが向上したためなのかを判断することは難しい場合が多いでしょう。これを確かめるためには、少しうまくやれるようになってきたら、いったん薬の服用をやめてみるか、量を減らしてみるといいでしょう。

2

薬物療法について最低限の知識をもつ必要性

レポート課題「**教員が最低限の薬物療法に関する知識をもっていることの必要性について論ぜよ**」に対して、またまた木原実先生（公立中学校の障害児学級担当）から素晴らしいレポートをいただきました。私のコメントを織りまぜながら、ご紹介しましょう。

学校内で、薬物の知識を持っているのは、養護教諭、および一部の教諭に限られています。そして、当然のことながら、自分が担当した、または、自分の学年にいる子に疾病があるということで学習しているというケースが多いです。

「当然のことながら」以下のことを、何気なく木原先生は書かれていますが、そしてほとんどの読者の皆さんも同様に感じていらっしゃることだと思いますが、この感覚は本当に大事ですよねぇ。「われわれが学ぶのはケースからである」という感覚。これがなきゃねぇ、やってられません。また、やってはいけません。

幸か不幸か、私の学級には必ず服薬をしている子がいて、その薬の多様さには事欠かない状態です。多いのは、てんかんの薬であるデパケンやテグレトールを服薬しているケースです。

当然のことながら、ＡＤＨＤのある子には、リタリン、またはテグレトールというケースが多いです。

先ほど、私はメチルフェニデート（商品名：リタリン）についてしか触れませんでしたが、木原先生のおっしゃるように、**抗てんかん薬**であるカルバマゼピン（商品名：テグレトール、テレスミン）やバルプロ酸ナトリウム（商品名：デパケン、バレリン、ハイセレニン、セレニカＲ）も、ＡＤＨＤのある子に対して処方されることがあります。

これは別に、ＡＤＨＤはてんかんを併発している（すなわち、脳波異常がある）という意味ではなく（併発しているケースもあるでしょうが）、抗てんかん薬には〈**衝動性**〉**を抑える効果がある**からです。わが国には、「ＡＤＨＤにはリタリンより抗てんかん薬のほうがいい」と言っている医師もいらっしゃるようです。

抗てんかん薬も、きっとＡＤＨＤに効果があると思いますが、ただ**抗てんかん薬は、リタリンよりも（子どもの場合）副作用に注意しなければなりません。**

カルバマゼピンの副作用としては、傾眠・めまい・複視・かすみ目といった神経学的副作用、血球減少といった血液学的毒性（重篤なものはまれ）による発熱・咽頭痛・顔面蒼白・異常な倦怠感・点状出血・打ち身のできやすさ・出血、吐き気や嘔吐といった胃腸系の副作用（これは多いが、あんまり心配することはない）、発疹（これが出たら、念のため医師に相談したほうがいい）などがあります。なかでも、**傾眠やめまい、吐き気や嘔吐は、かなりよくありますし、結構程度も強い**でしょう。

バルプロ酸ナトリウムの副作用は、総合的に言うとカルバマゼピンよりも少ないですが、肝毒性がありますので、肝機能障害を抱えている人には出すべきではありません（この辺は医師に任せていればいいですが、ただ、肝機能障害をもっていることを医師に伝えていないケースがあれば、それは医師に伝えたほうがいいということをご家族に助言されるべきでしょう）。神経毒性もあって、**鎮静作用**（眠くなる、頭が回らない感じなど）は、とりわけ服用初期には最もよくある副作用です。また、主に手指ですが、**震え**が出ることがあるかもしれません。血液学的毒性もありますが、大量に投与されている場合（目安として、一日に一、〇〇〇mg以上）を除いて、まあ心配ないでしょう。脱毛症になることがあるかもしれませんが、一過性ですので心配ないです。

さて、教員が服薬に関して知識をもっている必要性はどこにあるのでしょうか。考え方によっては、養護教諭が把握している、もしくは本人が自覚しているならば、必要なしとおっしゃる方もいるかと思います。しかし、服薬は生徒個々の自己コントロール、もしくは生命維持の一アイテムと考えれば、知っているのが当然なのではないでしょうか。まさに生き抜いていくためのサバイバルアイテムであると思います。

そうです！　さらに木原先生は、「過去のつたない経験から考えてみたところ」と謙遜されつつ、教員が服薬に関して知識をもっている必要性について、「保護者面接での有効活用」「子どもとの共同作業」「自分自身の安心」の三つをあげられています。

保護者面接での有効活用

変な言い回しですが、もし仮に薬について何も知見がなければ、そのことをネタに保護者からたくさんお話を聞くことができるはずです。詳しく、真摯に聞くことによって、保護者は子どもの細かな面まで話してくれるものです。

その際、かかりつけの病院名、担当医名を控えておくと、子どもに変化が現れたとき、または緊急の事態に遭遇したとき、その病院や担当医からの指示を仰ぐことができます。また、本当に急を要する事態などのときには、かかりつけでない病院にとりあえず運ぶことになりますが、その際、病院のドクターに「〇〇病院の〇〇ドクターが担当で、〇〇という薬を〇〇グラム飲んでいます」と明確に伝えることができます。教員は医者ではないので、このあとのことについては何もできません。しかし、このような形で状況を明確に伝えることはできることですし、また必要なことでしょう。

薬の知識がなければないで、そのことをネタに保護者からいろいろ教えてもらえばいいと木原先生はおっしゃっています。本当にそのとおりです。薬のことは専門外だから、話題にしないほうがよい、という考え方もあるでしょうが、私はその考え方にあまり賛成しません。専門であろうがなかろうが、大事な情報はしっかり入れておくべきです。

救急のときの対応についても、まったく木原先生のおっしゃるとおりです。

逆に、薬の知識があるなら、子どもの具合が急に悪くなり、不安になっている保護者に対して「今、一番効果があり、副作用も少ないお薬がこれです。これを処方していただいているのですね。このお薬の効き目は少し遅れて出てくるので、今は不安定でも、もう少ししたら落ち着いてくると思いますよ」などと伝えることもできるでしょう。いわば、保護者への後方支援とでも言いましょうか。

リタリンについては、以前、服薬の時間を保護者面接のあとで変更したケースがありました。この子は、登校前にリタリンを服用していたのですが、それでは学校生活がうまくいかなかったのです。三～四時間目になるともう落ち着かなくなって、ひどいときにはパニックになっていました。そこで、保護者と話し合い、登校後、担任から薬をもらって学校で服薬し、そして給食後もう一度服薬することにしました。この服薬サイクルにしてから、以前より落ち着いて学校生活が送れるようになりました。

このように、服薬のタイミングを変えるだけで、学校生活がスムーズに送れるようになるケースもあるのです。ここにもやはり薬の知識が役立っています。

子どもとの共同作業

私が担当しているのは障害児学級ですので、薬の管理をすべて子どもに任せるわけにはいきません。そこで、「一緒に」という言葉をキーワードとして、子どもたちとのコミュニケーションをはかるちょっとした間をつくり出すことができます。

例えば、「登校したら先生から薬を受け取る」ということをルーチンワークにしておけば、そのときに子どもと話すことができるでしょう。別に薬を飲ませてあげるわけではありません。そのときにする健康状態の観察や何気ない会話を通して、コミュニケーションや信頼の貯金ができていくように感じます。もちろん「忘れずによく来たね」「今日は部屋に入ってくるとき、挨拶ができたね」などといったコンプリメント（賞賛・ねぎらい）も、このときに入れられます。子どもと仲良くなっていけるチャンスは、こんなところにもあるのです。

自分自身の安心

自分のクラスにいる子が、どのような疾病に対して、どのような薬をどのくらい服用しているのかを知っていると、私はとても安心できます。
「保護者面接での有効活用」の部分でも取り上げたように、緊急時にドクターにつなぐことができるといったこともその安心の中に含まれます。また、宿泊時の健康管理をするうえでも、自信を持って(?)落ち着いていることができます。突然の出来事というのが一番驚くわけですが、その突然に出合わないように、また出合ったとしてもその驚きを最小限にとどめておくことができるのです。子どもたちが飲んでいる薬のことを知っていることは、いわば私の安心保険のようなものです。

さらにまとめとして、木原先生はこう綴られています。

毎年、新入生が入ってくる時期に、服薬については必ず聞きます。そして服薬していることがわかったならば、病院名、担当医名、薬の名前、量、飲む時間、診断名も聞きます。こうした情報をふまえたうえで子どもたちの学校生活上の指導を行うと、それはより厚みをもったものになっていくからです。
これらはすべて個人情報(それもかなり守秘性の高いもの)ですので、その情報管理をしっかりと行わなくてはならないことは言うまでもありません。しかしながら、こうした情報を教員チーム全員が把握しており、誰が、いつ、どの場面にあたっても、これらの情報を活用した適切な対応ができるようにしておくことも、同時に重要なことだと思います。

木原先生は障害児学級の先生なので、薬に関する知識の必要性は、現実に非常に大きいわけですし、また木原先生が実際にきちんとした知識をおもちであることは、その立場だからこそ（情報が入りやすい）という側面は確かにあります。ですが、木原先生が最後に（本当にさらっと）おっしゃっているように、「情報を教員チーム全員が把握しており、誰が、いつ、どの場面にあたっても、これらの情報を活用した適切な対応ができるようにしておくこと」というのは、きわめて重要な課題です。

木原先生は、通常の学校の中にある障害児学級の先生です。養護学校の先生ではありません。ですから、木原先生がおっしゃっている「教員チーム全員」というのは、一般教諭も含めておっしゃっておられるのです

おそらく、障害児学級のあるなしにかかわらず、学校の中に、精神科・神経科、あるいは心療内科から出ている薬を飲んでいる児童生徒が一人もいないという学校なんて、今ではほとんどないでしょう（あるとすれば、少人数の学校かな？）。

現実に児童生徒の中の誰かは、精神科系の薬を飲んでいるわけだから、その子どもたちと対応されている先生方が、最低限の薬物の知識をもっていることは、私はとても重要なことだと思います。幸い、今はインターネットが発達していますので、情報は簡単に手に入ります。もし薬を飲んでいる児童生徒がいたならば、その薬の名前を聞いて、すぐにお調べになることを、私は強くお勧めします。

さて、注意欠陥／多動性障害（ＡＤＨＤ）のある子どもたちへのかかわりに関しては、すでにたくさんの書物が発刊されていますので、本書ではポイントをかなり絞って解説していきたいと思います。

ＡＤＨＤへの学校での対応について考えると、次の三点にまとめられるかと思います。

① ＡＤＨＤの認知特性に合わせた対応
② 一貫した対応
③ 子どもたちの自尊感情や自己効力感を高める対応

では、これらについて、順に整理していきましょう。

3

＜①ＡＤＨＤの認知特性に合わせた対応＞

調子の悪いときは、迷わず「取り出し」

通常、ＡＤＨＤのある子どもの席は、一番前の中央（あるいは廊下側）にしましょうとよく言われます。

これは、何か子どもがトラブルを起こし始めたときに、すぐにかかわれるからという意味ももちろんあります。ただ、それだけではなく、これはＡＤＨＤの認知特性をも考慮したことなのです。

ＡＤＨＤのある子は、様々な感覚刺激に対して、どんどん注意を移していき、反応していきます。席が後ろであると、当然ながらその視野に入ってくるものの量が多くなり、それらにどんどん注意を転導させて、いちいち反応していくことになります。だから席を前にして、視覚刺激量を減らしてあげるのです。そして**教室の前の壁には、極力、掲示物を貼らないようにし、物も置かない**ようにします（そういうものは教室の後ろの壁に貼ったり置いたりする）。そうして、視覚**刺激の絶対量を減らしていく**わけです。

ＰＤＤ（広汎性発達障害）に対しても、しばしば同様の対応がなされます（ＰＤＤの場合、最前列に席をもっていく場合は中央ではなく、廊下側の端にもっていくことが多いでしょう）が、認知特性から考えれば、ＰＤＤの場合よりもＡＤＨＤの場合において、刺激の**絶対量**を減らすことの重要性が強調されます。

そういう意味から言っても、「取り出し」というのは、結構重要なかかわりなのです。何と言ってもやはり、いくら配慮したとしても、クラス内というのは、刺激の絶対量の多いところですからね。クラス内にいるだけで、どんどん興奮していくかもしれません。だからそういうときは「取り出し」をして、刺激の絶対量の少ない場所で対応する。そして落ち着いてもらう。**調子の悪いときは、迷わず「取り出し」をしましょう。**

ただ、「取り出し」をするためには、その間、子どもの相手をしてあげられる大人を用意しておかなければなりません。そのとき空いている先生や、校長、教頭先生、スクールカウンセラー、あるいは主事の方があたることになるのでしょうが、もし学校スタッフだけでは、十分にそれをまかなえないのであれば、学生なり地域の方々なりのボランティアにお願いする必要が出てくるでしょう。この際、保護者というのは（他の子の保護者であっても）、通常、その子の相手をする大人としては不適切であることが多いです。

記憶への定着は視覚刺激で

記憶への定着という面からＡＤＨＤの認知特性をみた場合、**最も記憶への定着率が悪いのは、聴覚刺激**です。だから、ＡＤＨＤのある子に何か絶対覚えておいてほしい指示を出す場合、口頭で伝えるというのは最も非効率的な方法になります。いくら口で言っても、覚えちゃいない。それよりははるかに**視覚刺激のほうが、記憶に定着します**。

だから大人の方でも、ＡＤＨＤの傾向がある方って（その自覚があるかどうかは別にして）、絶対覚えておかなければならないことは、よく手の甲に書いておられます。メモ用紙に書いたんじゃだめなんです。そのメモ用紙自体をなくしちゃいますから。だから、いつでもすぐ見られるように、手の甲に書いておられる。それと同じで、ＡＤＨＤのある子に対して、もし絶対に覚えておいてほしいことがあるならば、視覚的に訴えましょう。

そのほうが覚えやすいだけではなく、そこに常時ある視覚刺激は再想起のきっかけになります。それはもちろん書かれた文章でも単語でもいいですし、別に絵でも記号でもかまわないんです。ＡＤＨＤは別に記憶能力そのものに欠陥があるわけではない（ＰＤＤの場合は記憶機能そのものにある種の障害があるようだ）ので、それを再想起するきっかけさえ与えられればいいわけです。

先ほど、極力教室の前の壁には掲示物を貼らないようにと申しましたが、もし前の壁に何か貼ったり、黒板に書いておくとしたら、そのＡＤＨＤのある子に対するメッセージだけを貼ったり、書いたりしておけばいいわけです。例えば、「帰りの会のときに先生が黒板に書くお知らせを、連絡帳に書き取りましょう」とか、何でも。

その子に合った体感覚を探る

感覚刺激に対しては、それがどんなものであれ、ＡＤＨＤのある子は過敏に反応しますが、なかでも**体感覚に関する反応性は非常に高い**です。だいたい「そわそわ」とか「もじもじ」とかいった〈多動〉というのは体感覚ですからね。だから友達の肘がちょっと触れただけで、その友達にパンチをみまわすとかいうことが、しばしば起こるのです。

いま、問題行動が起こる場合の例をあげましたが、その逆の場合も同じなんです。興奮している**ＡＤＨＤのある子を落ち着ける場合にも、しばしば体感覚刺激が最も有効になります**。例えば、すっと後ろから肩に手をのせてあげるとか。「落ち着け！」なんて声をかけるよりは、よっぽどこっちのほうが効果的です。

ＡＤＨＤのある子って、すごく身体接触を求めてくるでしょう？　そういうことなのです。そして、それにはできる限り応じてあげてください。その身体接触を通じて落ち着かせてあげてください。

いや、もちろん、身体接触を通じてより興奮させることもできます。それは簡単にできますけど、そうじゃなくて、身体接触によって落ち着かせてあげてほしいのです。そのためにはどんな身体接触の仕方がいいのか。これはその子その子によって微妙に違うでしょうから、いろいろ触ってあげて、その子にとって最もよい身体接触のあり方を探ってください。

体感覚というのは、別に人間同士の触れ合いだけには限りません。「物」でもいいのです。**本人を落ち着ける「肌触り」を持っている「物」とは何か？**　これを探ることは役に立ちます。

あるＡＤＨＤ傾向のある子の担任をされている小学校の先生は、その子が人工芝の肌触りをとても好んでおり、それに触れていると落ち着くということを発見しました。そこでさっそく彼の席の下に人工芝マットを敷き、彼がイライラしだした様子が見えたならば、「ほら、芝生、芝生」と彼に人口芝マットを触らせる、あるいはそのマットの上に寝ころばせるということをし始めたのです。そういうふうにやっていると、だんだんと、別にその先生がいちいち指示しなくても、本人がイライラしてきたなと自覚すると、自分でそのマットを触ったり、寝ころんだりするようになってきて、前とは見違えるように落ち着いて授業を受けられるようになったそうです。

注意持続時間内でできる課題を渡す

ＡＤＨＤには注意の持続が難しいという認知特性があるわけです。ですから、「一つの課題に集中してずっとそれに取り組んでいなさい！」と要求することには、元来無理があります(それができるんだったら、ＡＤＨＤじゃないぞ！)。

ただ、本人が好きなことで、夢中になってしばらくやれることは、もしかしたら何かあるかもしれません(それはしばしば、授業とは関係のないことでしょうが)。当面の目標が、「とりあえず席について、しばらくの時間何かに取り組んでもらうこと」であれば、まずそれが何かを見つけ、(たとえそれが授業とは関係のないことであろうと)それをしていてもらうというのはよいかかわりです。そしてそれができたら、ほめてあげる。

もし、何らかの形で、教科学習と関連づけた活動に取り組んでもらいたいのであれば、まず**その教科のどういった課題にはどのくらいの時間、注意を持続できるのかをよく観察して把握して**おくことです。そして、**その注意持続時間内でできる課題を渡す**(そのとき例えば「これを三分でやるぞ。**よーいスタート！**」などと号令をかけてあげると子どもは喜ぶし、結構集中する)。そして、で

きたらよくほめてあげる。それから次の課題を渡す。これを繰り返すという感じになります。これを集団授業と**並行して**進めるわけです。集団授業の中にその子をのせるというよりも。その子向けの課題を集団授業向けのものとは別につくっておくのです。

　これは、先生としてはかなり大変ですよね。その子向けの課題を、集団授業用準備とは別に、事前に、それもたくさん用意しておかなければならないことになりますからね（この面だけを取り上げれば、ＰＤＤ対応のほうがまだしも楽かもしれません。ＰＤＤのある子の場合は、何か本人が好きな課題を一つ渡しておけば、ずっと黙々とそれをやってくれますから）。が、できる範囲でいいですから、なるべくそういうふうにしてあげてください。

ＡＤＨＤのある子には、みんなでかかわる

こうやって考えていきますと、「取り出し」の話もそうですし、その子用の教材づくりの話もそうですが、特に重度のＡＤＨＤのある子がクラスにいる場合には、一人の先生がクラスもその子も全部みるなんていうことは、土台無理な話だということです。

　重度のＡＤＨＤであれば、しばしばその子は教室から飛び出していってしまうでしょう。そのとき、先生が一人だったら、いったいどうするんでしょうか？　追っかけていってももちろんいいですが、その間、少なくともクラスはお留守になります。追っかけずそのまま教室に残っていてもいいですが、今度はそのＡＤＨＤのある子がほったらかしになります。一人でなんか、すべてに対応できるはずがないでしょう。

　ところが、学校の先生の中には、自分のクラスの中に別の人が入って来なくてはならないという状況を、「自分の指導力不足のせい」と感じられる方が結構いらっしゃるようなんですね。まあ、

そのお気持ちもわからなくはないですが、でもやっぱり、それは違うんです。そんなの誰がやったって無理ですもん。重度のＡＤＨＤのある子がいるクラスを一人でみるなんて。

「それはあなたの指導力不足だ」と、学校管理職や同僚、あるいは保護者から言われたとしても、それは聞き流しておかれればいいことなんです。そうおっしゃっている方のほうが間違っているんですから。そんなのを真に受けて、クラスを本当に一人で抱え込んじゃったとしたら、そのほうが、事態はずっと悪くなります。

クラスにＡＤＨＤのある子がいるのであれば、一人でかかわるのではなくて、みんなでかかわるのです。いいえ、みんなでかかわらないと、できないはずなんです。

4

〈②一貫した対応〉

次は、ＡＤＨＤへの学校での対応の三つのポイント――**①ＡＤＨＤの認知特性に合わせた対応、②一貫した対応、③子どもたちの自尊感情や自己効力感を高める対応**、の②です。

通常、「問題行動」というものは(それがいかなるものであっても)、こちらがそれに対してチグハグな対応をしていると、拡大していく傾向があります。これは、その背景にＡＤＨＤがあるかないかにかかわらず、一般的にそうなっていくものです。ただ、そこにＡＤＨＤがあると、その「問題行動」の拡大の仕方がより顕著であるとは言えるかもしれません。

したがって、ＡＤＨＤがある場合はより一層、**チグハグな対応ではなく、一貫した対応が求められる**わけです。

ここで「一貫した」という言葉を使っていますが、これには大きく分けて二つの側面があります。それは、

「スタッフ間で一貫していること」

「個々のかかわりの中で一貫していること」

ですが、順に見ていきましょう。

スタッフ間で一貫していること

先ほど申し上げましたように、ＡＤＨＤのある子が学校にいる場合、必然的に複数のスタッフで（特にそれが重度であれば、学校全体で）かかわることになるでしょう。その際、スタッフ間に対応の方針に不一致や齟齬があってはまずいのは当たり前のことであり、ましてやそこに対立なんてものがあった日には、事態はどんどん悪化へと向かうこと請け合いです。**基本的な対応方針についでは、きちんとスタッフ間で話し合って、共通認識をもっておきましょう。**

例えば、教室を飛び出していった子を他のスタッフが見つけたら（あるいは、飛び出して行きそうになったとき、担当教諭は）どうするのか？　すぐに教室に戻すのか（あるいは、外に出さず教室内で対応するのか）、それともしばらくは教室外で対応するのか？　もし後者であるなら、それは誰が、どこで、そしてその「しばらく」とは、いつまで？　などなど。よく出合う問題行動場面を想定して、たとえそのとき誰が対応することになったとしても、基本方針としては一貫したものとなるよう、事前に体制をつくっておかなければなりません。

対応の基本方針策定にあたっての留意点としては、それが「**当面の目標**」（抜本的解決というよりも、例えば、「傷害事件発生を防ぐこと」などのように、今もっとも大事にされなくてはならない、ある

いは確保されなくてはならないこと）**にからんだものであること**、そして基本的に**学校からその子を排除するようなものではないこと**です。

それが「当面」の目標とからんだものであることは、かなり重要です。ＡＤＨＤの場合、「最終」ゴールは、もちろん「落ち着いて、皆と仲良く過ごせるようになること」でしょうし、それについては学校スタッフ間で意見の衝突が起こるとも思えませんが、そこに至るまでのプロセス、対応のあり方についてては、学校スタッフ間でも本当に様々な考え方があるものです。総論賛成、各論反対みたいな感じですね。ですので、そこの部分の意見のすり合わせ、「当面の目標は何か」「それを達成するための取り組みは何か」について皆で意見を出し合い、それを集約しておく。

また、今は「学校内での」対応について話し合っているわけですから、「学校の外に出す」ことを前提としているのであれば、そもそも話し合いの土俵にのっていないことになります。「学校の中でどうするか」であり、学校において受け入れることは話の前提です。あ、ちなみに、「取り出し」というのは「排除」ではありませんよ。逆に、より手厚いケアです。

さらに、ここで言っている「対応の基本方針」の中身は、主に「**構造**」の話であるという点に注意してください。先の例だと、「誰が」（例えば「外をうろついているのを見つけた人が」）、「どこで」（相談室で）、「いつまで」（その時間の終了まで）ということに関してコンセンサスをつくっておきましょうということです。

「**どのように**」というのは、細かく決めないほうがいいかもしれない。どのように「それ」をするのかに関しては、**それぞれのスタッフが**、**それぞれの持ち味を活かしたかかわりを自由にしたほうがよい場合が多く**、金太郎飴みたいにみんな同じ対応というのでは逆にまずいことになる場合が多いのです。例えば、「厳しく接する」――「優しく接する」と言ったって、皆がどちらか一方の極に集まっちゃったら、そのほうがまずいでしょ？　実際は両方必要です。ただ、スタッフ個々にいろんなやり方をする場合、スタッフ間で「私はこうする」「先生はこうするのね」というコンセンサスはつくっておきましょう。

そして、個々自由にやって、**「こうやったらうまくいったよ」ということの情報交換は頻繁に行われるべき**です。もし、**誰がどのようにやってもうまくいかないのであれば、それは「基本方針」自体が間違っているのですから、すぐに改訂**しましょう。

加えて、対応の基本方針策定に際しては、保護者もそれに参加していることが望ましいですし、最低でも打ち出された方針について、保護者の了解が得られていなければなりません。（保護者を含めた）学校内スタッフの話し合いでは、なかなか対応の基本方針をまとめきれないこともあるかもしれません。その場合は、躊躇せず、外部の専門家（例えば、教育センターの職員とか私）を呼んでコンサルテーションを受けましょう。

最後にもう一つ。先ほど「調子の悪いときは、迷わず『取り出し』の部分で、場合によっては学校スタッフ以外のボランティアに来てもらって対応しなくてはならないことがあると申し上げました。実際ボランティアに来ていただくことになった場合は、そのボランティアも学校スタッフの一員とみなされますので、ここまでの話はボランティアも含めてということになります。その「対応の基本方針」をきちんとボランティアに伝えましょう。

特にそれが学生ボランティアの場合は、彼らは実践経験もスキルもほとんどもっていませんので、「こういう場合はどうするか」について、かなり具体的に丁寧に伝えてあげる必要がありますし、それは最初だけではなく、継続的に、です。

保護者ボランティアの場合は、子どもとのかかわりは慣れているでしょうが、逆にその保護者なりの「思い」が強くて、またその「思い」がここでの「対応の基本方針」と一致しているかどうか、かなり微妙になってきます。そこをどう統一して、「一貫した対応」にもっていけるかが、この場合課題となるでしょう。

これらは、いわゆる「ボランティア研修」の話であるわけですが、これはどっちにしてもかなり時間を要する仕事です。**ボランティア**というと、一般的に「コストがかからない」と思われていますが、確かに経済的コストはかかからないかもしれませんが、**時間的コストは**逆にかかる、いや、**かけなくてはならない**ということを、しっかりと理解しておいてください。

個々のかかわりの中で一貫していること

個々のかかわりの中での一貫性に関して、よく言われることは二つあります。

一つは、**どの時点で介入するのか、そのラインを問題行動の程度に合わせて固定しておく**ということです。問題行動の程度がそれほどひどくないのに、つい強く叱責してしまったり（これはこちらがイライラしているときに起こりやすい）、かと思うと、かなりひどいことをやっているのに何も注意しなかったり（これはこちらが怯えていたり、かかわり合いになるのを避けている場合に起こりやすい）、といったように、介入ラインがそのときどきで動いてしまっているような対応は、決してよい結果を生みません。「ここまでのことはうるさく言わないが、ここを越えることをしたらきちんと注意する」といった問題行動ラインを明確に設定しておき、それを動かさないことです。

同じことですが、子どもの行動を三つに分類し、それに応じた対応をしなさい、ということもよく言われます（主に行動療法系で）。その三つの行動分類とそれへの対応とは、

a　絶対許されない行動……断固たる対応
b　減らしたい行動……無視
c　増やしたい行動……ほめる

です。

まずは、a～cの行動をリストアップし、それを固定する。そしてそれに対して一貫した対応をとる。aとcの対応はまあいいでしょうが、bはオヤッ？と思われた方がいらっしゃるかもしれません。

bの対応がどうしてこうなっているのか、そのココロは、通常**ADHDのある子は**目立ちたがり屋さん、**注目を浴びるのが大好き**な子が多いですが、叱られるというのも一応注目は浴びているわけで、それを結構喜んでいる子が実際いて、だとするとその子はもっとそれを欲しがる、つまり下手に叱ると面白がってますますその行動を増やしていってしまう。だから、もしその行動を減らしたいのであれば、逆にそれには注目しない。こちらが反応しないでいると、その子もだんだんつまらなくなって、その行動が減っていくかもしれないということです。

まあ、事はそう単純にいくかどうかわかりませんが、少なくとも細かいことをアレコレ注意しても、改善しないことだけは間違いありません。こちらが疲れるだけです。それより、**注目はcに対して与えましょう**。**ADHDのある子は、通常、問題行動を起こすことで周りの注目を集めていますが、それをよい行動を起こすことで注目を集められるように、方向を転換させていきた**いわけです。これは非常に重要な観点です。

もう一つ、個々のかかわりの中での一貫性についてよく言われることは、

- ・本人がよいことをした↓本人が得をする
- ・本人が悪いことをした↓本人が損をする

というパターンに一貫性をもたせる、ということです。**このパターンが交差してしまう**――すなわち、本人はよいことをしたのに損な結果になってしまった、あるいは悪いことをしたのに得してしまった――**とまずい**です。例えば、次のような対応です。

珍しく掃除に参加したのに、掃除の仕方が悪いと叱られた。課題をやって持っていったら、ほめられもせず、すぐ次の課題を渡された。普通にやるべきことをやっているときは、注目されない(以上、**よいことをしたのに損をした**)。

物を放り投げたら、拾ってもらった。順番を待たずに割り込んでいったら、そのまま対応してもらった。問題を起こしているときだけ、注目される(以上、**悪いことをしたら得をした**)。

ではなく、珍しく掃除に参加しているなら、課題をやって持ってきたなら、普通にやるべきことをやっているなら、まずはそのことを評価してあげる、ほめてあげる、少なくともそのことに注目してあげることです。口でほめてあげるだけではなく、何か残るものをあげられるなら、それもしてあげたほうがいいでしょう。例えばそれは、連絡帳にシールを貼ってあげたり、スタンプを押してあげたりすることかもしれません。

また、物を放り投げたら、優しく拾ってあげるんじゃなくて、無視するか(先ほどの行動三分類でのbの対応)、何らかのペナルティをきちんと与える(aの対応)ことです。順番を待たずに割り

込んできたら、その勢いに押されて対応してしまうのではなくて、さりげなくその子を無視して順番まで待たせるか（ｂの対応）、はっきりと自分の順番に戻すか、場合によっては列の最後に回すことだってあるかもしれません（ａの対応。もちろんそうすれば、その子は興奮するでしょうが、それを恐れてはいけません。そういう「方針」にするのであれば。もしそれで興奮して、手が付けられない状態になったとすれば、「取り出し」でしょう。そして、もしそれが給食場面であって、その行動への反省が見られないのであるならば、「給食はなし」です。もちろん保護者の了解をとっておかなければなりませんけどね）。そして、繰り返しになりますが、普通にやれているときにこそ、注目することです。

いかがでしょうか？　これらは別にＡＤＨＤがその問題行動の背景にあるかどうかにかかわらず、一般的に重要なことですよね。ただ、実際にやるとなると、なかなか難しいことですけど。特に「スタッフ間での一貫性」はね。まあ、でも、やるしかないですよね。ＡＤＨＤがある場合は特に。

5

＜③子どもたちの自尊感情や自己効力感を高める対応＞

さて、ＡＤＨＤへの学校での対応のポイントの三つめ、「**子どもたちの自尊感情や自己効力感を高める対応**」についてです。

通常、**ＡＤＨＤのある子どもたちの自尊感情や自己効力感は、（表面的にはどう見えていても）非**

常に低いものです。とりわけ自尊感情はそうですし、自己効力感も特に「自己コントロール感controllability」（自分で自分をコントロールできる感覚）の部分は非常に低い、十分に育っていないものです。

これはまあ、当たり前っちゃあ当たり前の話ですよね。だって、彼らは小さい頃からずっと、周りから叱られてばかりで育ってきているわけですし、気がついたら何かやっちゃってたという体験を無数に積み重ねてきているわけですから、自尊感情や自己コントロール感が育つわけがありません。

しかしながら、ＡＤＨＤの療育や彼らの適応促進を考えていく場合、**ここの部分をしっかり育てておかないと、**事は決してスムーズには運びません。なぜなら、それがないと、まず彼らは**自らの課題に取り組むことすらしない**からです。ＡＤＨＤがなくても、誰でも、「どうせ自分はダメ人間なんだから」「自分はそれをする能力がないんだから」と思っているならば、その人はそれをやろうとはしないでしょう。だって「自分はできない」のですから。ましてやＡＤＨＤがあればなおさら、そこに注意を向け、集中してそれに取り組むなんてことをするはずがありません。

だからまずは、「自分はやれる」あるいは「やれている」という感覚を子どもたちにもってもらうことです。そのために、「個々のかかわりの中で一貫していること」のところでも申しました「**ほめる（コンプリメントする）」ことが重要**になってくるわけです。が、ＡＤＨＤのある子の場合、他のケースよりも「**ほめる」タイミングがより大事**になってきます。

タイムリーにほめる

「子どもが『増やしたい行動』をしたならば、**そのときその場でほめる**」、これがＡＤＨＤのある子のほめるタイミングです。そこにタイムラグが発生すると（もちろんそれが長くなればなるほど）、「ほめる」行為の有効性は落ちます。

ＡＤＨＤのある子の場合、いろいろなことの記憶の定着率が悪いわけですから、後からほめられても、本人はそんなことを自分がしたということ自体忘れてしまっているかもしれないですし、その細かな点となると、これはもう完全に忘れてしまっていることでしょう。細かな点を忘れてしまっているということは、ほめられてもいったいどの部分のことをほめられているのか本人にはわからず、だから結局その行動が増えることはないでしょう。また、わからないだけならまだしも、場合によってはそこに本人なりの勝手な解釈を付け加えてしまって、本来ならば「減らしたい行動」であるはずの部分を逆に強化させてしまうということだって起こりかねません（これを防ぐために、仮に後でほめることになってしまった場合には、「あのときのあれがよかった」と、具体的にほめてあげることが重要となります。「今日の授業態度はよかったよ」ではなくて、「〇〇の時間は、ちゃんと席について〇〇を一所懸命やってたね」のほうがいいのです）。

それに、そのときその場でちゃんとほめておかないと、こちらも忙しいですから、時間が経つとそのときのことなんて忘れてしまうでしょう？　忘れてしまって、結局何もほめずに一日が終わってしまったなんてことも起こりかねません。こうならないように、その都度その都度、きちんとほめておきましょう。

「例外」にかかわる

本人が「**増やしたい行動**」を**とっているとき**というのは、解決志向ブリーフセラピーの言葉でいうと、「**例外**」**が起こっているとき**ということです。

おそらく本書の読者は、解決志向ブリーフセラピーについてはすでにご存知でしょうが、念のため簡単に「例外」について説明しておきますね。

「例外」とは、堅苦しく定義すると「**すでに起こっている解決の一部分**」のことです。平たく言うと、「**ちょっとでもうまく、あるいは普通にやれていること／とき**」、あるいは「**問題が起こったとしても、その程度が軽かったとき**」のことです。

例えば、ＡＤＨＤに関連して言えば、席に着いて何かに集中して作業しているとき、友達とトラブルが起こったのに手を出さなかったとき、あるいは手を出したとしてもその程度が軽かったとき、ちゃんと順番を待っていられたときなどのことです。

私たちとしては、こうした「**例外」が起こったときにこそ、積極的にかかわりたいのです**。問題が起こったとき(それもある程度以上の問題が起こったとき)は、かかわらざるを得ないからかかわるわけですが、こちらが「積極的に」かかわりたいのは「例外」場面です。

例えば、友達とちょっとしたトラブルが起こって、手が出かかったとする。でも見ていると、その子は振り上げた握り拳を静かに下ろし、相手の子から離れていった。まあそのかわり、「ばか」とか何か悪態はついているでしょうが、ともかく相手の子を叩かずに、その場を離れたとする。これ、まさしく「例外」。こういう場面を発見したならば、すぐさまその子に駆け寄って行か﹅な﹅け﹅れ﹅ば﹅な﹅り﹅ま﹅せ﹅ん﹅。そして声をかける。

「ああっ、叩いちゃう！　と思って、先生ハラハラして見てたけど、今○○君、叩かなかったよね！　すごい、すごい！」と、まずはほめる。

そして「**どうやったの!?**」または「**どうして今叩かずにすんだの？**」と言葉を続ける。「わかんない」とか答えても、しばらくねばって、最低でも何か一つは本人に答えさせる。少なくとも、うまくやれた理由を本人に考えさせる。

そこで何か本人なりのやり方あるいは理由について答えが返ってきたならば、仮にそれがちょっとトンチンカンなものであったとしても（例えば、「殴ったらこっちの手が痛いから」とか）、**本人の言った答えに対しては全部支持！**　です。そして答えられたことについて、またほめる（突然話が変わりますが、これは自殺念慮をもつ人への対応と同じです。その人の自殺を抑止している理由や方法については、それが何であろうと、全部支持です。例えば「自殺したら金かかるから」という理由であったとしても、支持！）。

要するに、解決志向ブリーフセラピー（詳しくお知りになりたい方は、『〈森・黒沢のワークショップで学ぶ〉解決志向ブリーフセラピー』『先生のためのやさしいブリーフセラピー』を参照されるか、KIDSの研修にご参加ください）の手順をそのまま踏むということですが、これだって、そのときにすぐやっておかないと、後からやったって、本人は覚えてない可能性が高いですからね（まあでも、後からでも、やらないよりはずっとずっとマシですが）。

ともかく、こうした「例外」へのかかわりを通して、本人の中の「自分は衝動をコントロールできている／何かに集中していることがある」「自分はその力を持っている」という感覚を育てるとともに、そのコントロール・スキルを開発していくわけです。問題場面にばかりかかわっていても、「自分はできる」という感覚は本人の中に絶対に生まれてきませんし、スキルも開発されていきません。

だから、「例外」場面に積極的にかかわるということを常に意識しておいていただきたいと思いますし、そのためにはまず「例外」場面をちゃんと発見できるようになっておくことです。**「例外」は必ず存在します**（だって、仮に重度のADHDがあっても、二四時間走り続けている子はいないし、ずっと誰かのことを叩き続けている子はいない)から、発見する気になりさえすれば見つかるでしょう。その気がなければ(例外はあるのに)見つからない。そういうことです。

ほめる際の留意点

いくらそのときその場でほめると言ったって、子どもが何かに集中している最中に声かけちゃだめです。そんなことをする方はいらっしゃらないとは思いますが、一応念のために申し上げておきますね。集中し終わったときにほめるんです。

一般的に、ＡＤＨＤのある子に対してほめる際には、こちらがびっくりしているという感じを伝えるような、何らかの表情やアクションを含ませたほうがいい場合が多いですし(淡々とほめるよりも)、あんまり言葉は多くしないほうがいいでしょう。場合によっては、ウィンクとか、親指を立てるとかＶサインを送るとか、頭をなでるとかで伝えるだけのほうがよいこともあります(特に集団指導場面においては)。言葉を主に使うのは、先ほどの「どうやってやったの?」の部分です。子どもというのは、たとえそれがほめ言葉であったとしても、クドクド言われるのは好みません。

また、先ほど申し上げた「その都度ほめる」というのを、たくさんの言葉を使って行うというのは現実的に無理なことです(特に集団場面においては)。ですので、あまり**たくさんの言葉は使わず、バーンと簡単に「イイゾ!」というメッセージを送れるようなコミュニケーション・スタイルを常日頃から開発しておきましょう。**

ＡＤＨＤのある子の中には、ストレートなほめ言葉はあまり入らないという子もいるかもしれません。そうした場合について、ＫＩＤＳの若手カウンセラーである寺崎は、普段よく「直裁的に『○○がよくできたね』とほめるよりは、『○○してくれて、ありがとうね』と言ったほうが入ることが多い」と言っています。なるほど。さすがＡＤＨＤ対応のうまい寺崎ならではの言葉ですね。**「ありがとう」**、これがキーワードのようです。

あと、クラスの中で、その子のことばかりほめていると、当然ほかの子から不満が出てくるでしょう。ですので、ほかの子のことも、普段から十分にほめておいてください。

役割を与える

通常、ＡＤＨＤのある子どもたちは目立ちたがり屋さん、注目を浴びるのが大好きですので、その特性（リソース）を活用して、**本人に何か学級の中で役割を与えてあげて、それをすることによって目立つ、ほかの子どもたちから一目置かれる、あるいは感謝されるという方向にもっていく**という対応が有効な場合は、非常に多いです。

どんな役割を与えてあげるのかは、もちろんその子その子によっていろいろですが、当然基本はその子が喜んでやってくれることということになります。本人が嫌な、苦手なことをするように押しつけても、するはずがありませんし、うまくやれるはずもありません。

そこで、その子は何だったら喜んでやってくれるのか、何は得意なのか、を見極めることが重要となります。もしそれが見つかったら、ちょっと大げさにみんなの前で、「○○君を◇◇委員長に任命します」と委嘱状付きで任命したり、バッジをあげたりしてみてください。そうすると結構のってやってくれます。

その役割の中身は、本当にその子によって様々ですが、比較的多いのは、動物や植物のお世話係、お楽しみ会の企画委員あたりでしょうか。授業準備の手伝い（例えば視聴覚機器やパソコンの設定）を喜んでやってくれる子もいます。理科や工作が好きな子は多いので、その委員に任命するのもいいでしょう。体育が得意な子は多いですが、あまりに好きすぎて、自分の都合のいいようにやってしまうことが多く、体育委員としてはどうでしょうか？　音楽の授業は、しばしばＡＤＨＤのある子にとっては天敵となっていますが、そこでは指揮者の役割を担わせてあげるとよいかもしれません。

どんな役割がいいかよくわからない場合は、とにかくいろいろお願いしてみることです。ＡＤＨＤのある子って、「これやってくれる?」「手伝ってくれる?」とお願いすると、意外と喜んでやってくれるものです。

とにかく、こうした取り組みを通して、「自分は周りから評価されている」「自分は周りによい影響を与えることができる」といった感覚を育てていきたいわけです。

第７章

青年期までに診断される
その他の精神障害

アメリカ精神医学会が発行している**DSM－IV**（精神疾患の診断・統計マニュアル第四版）に則って、〈**通常、幼児期、小児期、または青年期に初めて診断される障害**〉について、〈**精神遅滞**（**MR**）〉〈**学習障害**（**LD**）〉〈**運動能力障害**〉〈**コミュニケーション障害**〉〈**広汎性発達障害**（**PDD**）〉〈**注意欠陥／多動性障害**（**ADHD**）〉と順に紹介してきましたが、子どもの頃からその兆候が認められる精神障害は、そのほかにもまだたくさんあります。表7に、それらを全部載せておきますが、ここではそのいくつかを取り上げて、若干の解説をしておきましょう。

まずは、〈**破壊的行動障害**〉と〈**チック障害**〉です。

1

破壊的行動障害

破壊的行動障害には主に二つの障害が含まれていて、一つが〈**行為障害**〉、もう一つが〈**反抗挑戦性障害**〉です。前者のほうは聞いたことがあるという方も多いのではないでしょうか？　子どもたちの犯した事件の報道のなかに、ちょくちょく登場する名前ですからね。

〈**行為障害**〉は、「人や動物に対する攻撃性」（暴力・虐待）、「所有物の破壊」（放火や器物損壊）、「嘘をつくことや窃盗」（建造物や車への侵入も含む）、「重大な規則違反」（夜間徘徊や怠学）からなる**反社会的問題行動を繰り返す子どもや若者に対してつけられる診断名**です。

〈**反抗挑戦性障害**〉は、「**かんしゃく**を起こす」「腹を立てる」「大人と**口論**する」「大人の要求や規則に対して積極的に**反抗**したり**拒否**したりする」「故意に他人をいらだたせる」「他人から**いらいら**させられやすい」「自分の**失敗等を他人のせいにする**」「**意地悪で執念深い**」といったことがしばし

表７　幼児期、小児期、または青年期に初めて診断されるその他の精神障害

破壊的行動障害 Disruptive Behavior Disorders
- 行為障害 Conduct Disorder
- 反抗挑戦性障害 Oppositional Defiant Disorder
- 特定不能の破壊的行動障害 Disruptive Behavior Disorder Not Otherwise Specified

幼児期または小児期早期の哺育、摂食障害 Feeding and Eating Disorders of Infancy or Early Childhood
- 異食症 Pica
- 反芻性障害 Rumination Disorder
- 幼児期または小児期早期の哺育障害 Feeding Disorder of Infancy or Early Childhood

チック障害 Tic Disorders
- トゥレット障害 Tourette's Disorder
- 慢性運動性または音声チック障害 Chronic Motor or Vocal Tic Disorder
- 一過性チック障害 Transient Tic Disorder
- 特定不能のチック障害 Tic Disorder Not Otherwise Specified

排泄障害 Elimination Disorders
- 遺糞症 Encopresis
- 遺尿症（一般身体疾患によらない） Enuresis（Not Due to a General Medical Condition）

その他
- 分離不安障害 Separation Anxiety Disorder
- 選択性緘黙 Selective Mutism
- 幼児期または小児期早期の反応性愛着障害 Reactive Attachment Disorder of Infancy or Early Childhood
- 常同運動障害 Stereotypic Movement Disorder
- 特定不能の幼児期、小児期、または青年期の障害 Disorder of Infancy, Childhood, or Adolescence Not Otherwise Specified

ば起こる子どもや若者に対して与えられるもので、先の〈行為障害〉の基準は満たさない、また〈精神病性障害〉や〈気分障害〉の経過中だけに起こるものではない場合を指します。これからちょっと、なっているのですが、私ははっきり言って、この二つの診断が嫌いです。その診断基準からもおわかりのように、**単に「状態」あるいは「行動（やっていること）」を述べているにすぎず**、だからこれは、例えば〈不登校〉（学校に行っていない）というのと似たようなものです。**この二つの診断名は**、その背景に何か特定の生物学的基盤を想定してあるものじゃない。つまり、**別にそういう〈疾患〉**（簡単に言えば「病気」）**があるわけではない**のです。「不登校病」なんてないでしょ？ それと同じです。

いやもちろん、これらの診断が付与される方のなかには、その背景に何か他の特定の〈疾患〉を有している方もいらっしゃるかもしれません（〈不登校〉でもそれは同じです）。しかし〈行為障害〉や〈反抗挑戦性障害〉などという〈疾患〉はない（少なくとも今のところはわかっていない）と申し上げているのです。

第1章で申し上げたように、ＤＳＭにはこのように生物学的基盤をもつ障害とそうでない、いわゆる状態像診断が混在していて、誤解を引き起こしかねない構成となっていますので、気をつけてください。〈広汎性発達障害（ＰＤＤ）〉や〈注意欠陥／多動性障害（ＡＤＨＤ）〉は〈疾患〉としてあります。〈行為障害〉や〈反抗挑戦性障害〉とは、そこが違います。だから、この二つの言葉に出合ったとき、「え？ 何だろう、この病気」って惑わされないでください。そして、これは心からの忠告ですが、先生方やスクールカウンセラーとしては、こんな言葉は使わないほうがいいです（これは今のところ研究者にだけ有用な診断名です）。

こういうことですので、もちろん、これらの障害に対する「特定の治療法」があるわけでもありません。その子に合わせた日々のかかわり、これがすべてとなります。

2 チック障害

話の流れを引き継ぐならば、〈**チック障害**〉は、これこそ**生物学的基盤をもつ**、れっきとした〈**疾患**〉です。なんとなく一般的に、チックは何かストレスに対する心理的反応で、それが身体に出ているものと思われている節がありますが……。もちろんストレスはチック症状の出方に影響を与えます。しかしストレスと関連があるといっても、それは別に〈チック障害〉に限った話ではなくて、だいたいどんな疾患でもその出方には多かれ少なかれストレスがからんでくるものです。インフルエンザだってそうでしょう。だからといって、インフルエンザはストレスから起こるなんて言う人はいないわけです。インフルエンザはインフルエンザ・ウィルスから起こるのです。同じように、〈チック障害〉は脳機能上の問題から起こります。これは、かなりはっきりと**ドパミン系の障害**だと断定していいでしょう。

ですので、その**症状の出方が激しく、日常生活に支障をきたしている場合**（〈**トウレット障害**〉**に多い**）**は**、下手にカウンセリングなどを考えるよりも、**薬物療法を受けられたほうがいい**でしょう。

薬としては、**神経遮断薬**のなかでも抗ドパミン作用の強いもの、例えば**ハロペリドール**（**商品名：セレネース、リントンほか**）や**ピモジド**（**商品名：オーラップ**）などが古くからよく使われてきました。

これらの薬は、〈統合失調症〉に代表される〈精神病性障害〉の治療薬として用いられているものですが、だからといって「こんな薬が出された！」とびっくりされたり、心配されたりする必要はありません。病気としてこの二つはまったくの別物ですし、単にドパミンの流れを緩和しましょうということで使われるだけです。

量としても、子どもたちにはそれほど多くは出されないでしょうから、副作用のこともそれほど心配されることはないでしょう。ただ、副作用については、知っておかれたほうがよいのはもちろんのことです。

ハロペリドールもピモジドも、その一番の**副作用**は**錐体外路作用**です(鎮静作用・降圧作用・抗コリン作用といった、通常、抗精神病薬がよくもっている副作用は、この二種類においては弱い)。錐体外路作用があるということは、**薬剤性のパーキンソン症状**を誘発する可能性があるということで、運動緩慢、固縮、振戦(震え)、仮面様顔貌、前屈姿勢、突進歩行、流涎(よだれ)などの症状が出る場合があります。また、落ち着かなさ、そわそわ感、不安、興奮といった〈**アカシジア**(**坐位不能**)〉が出てくることもあります。さらに、特に開始から大量に服薬すると〈**急性ジストニア**〉といって、突然、首、舌、顔面あるいは背中の筋肉がひきつり、苦しくなったり、眼球が上転する症状が出るかもしれません(が、これは少量から服薬開始することで防げます)。加えて、**ピモジドのほうは心臓への副作用ももっています**ので、心臓障害をもっている人には禁忌、**大量服薬**にも**注意**が必要です。

こう言われると、飲むのが(あるいは飲ませるのが)怖くなるでしょうが、副作用の出具合について医師と緊密な情報交換を行い、それを考慮した適切な処方がなされていれば、通常はそれほど心配する必要はありません。先ほど申しましたように〈トウレット障害〉のような重症のチック障害の場合は、薬物療法が必ず第一選択となります。

チックが重症ではなく軽いものであるのなら、別に放っておいても構いません。そのうち治るかもしれませんから（すなわち〈一過性チック障害〉）。周囲の人たちが軽いチック症状に対してあまりに神経質になって、やめさせようと強く働きかけることは、通常逆効果です。その働きかけ自体が、本人にとってはストレスとなりますので、普通は悪化します。チック症状に直接働きかけるのではなく、本人を取り囲むストレス状況のほうに働きかけて、それを緩和してあげたほうがいいでしょう。チック症状は、「本人のストレス度の指標だ」くらいにとらえておくのが程よい加減でしょう。それでもますますひどくなるようでしたら、迷わず薬物療法の開始です。

あ、ここまで「チックとはなんぞや」をすっ飛ばしてきてしまいましたね。失礼、失礼。

まず、チックには**運動性チック**と**音声チック**の二種類あるということを覚えておいてください。

運動性チックとは、ピクッあるいはビクンとした動きがパターン的に出現するもののことで、顔面（眼、頬、口など）や首などに出ることが多いですが、ときには広範囲にわたる、あるいは全身運動にまで至ることもあります（あるケースは、ベッドの上で弓反りになって飛び跳ねていた）。

音声チックは、突然、何らかの声が出てしまうもののことで、その声は「ウェッ」などという無意味な音であるものから（ある子は「コン、コン」という声を発するものだから、狐憑きと間違えられていた）、何らかの単語、場合によっては短い文章であることさえあります。それが汚い言葉や卑猥な言葉であることがあって、こういうのを〈**汚言症**〉と言います。あるいは相手の言った言葉や文章をそのまま繰り返すというのもあって、これを〈**反響言語**〉と言います。

〈**トウレット障害**〉というのは、この二つのチック症状、すなわち多彩で広範囲にわたる**運動性チック**と一つ以上の**音声チックの両方が**（同時期に併発していなくてもよいが）、**一年以上慢性的**

に続くもののことです。音声チックのほうは〈汚言症〉まで発展することも多く、したがって〈トウレット障害〉は〈チック障害〉の中で最も重症のものです。

運動性チックと音声チックのどちらか一つが慢性的に（一年以上）続くものを〈**慢性チック障害**〉、一年は続かないものを〈**一過性チック障害**〉と言います。

起こり始めの時期に、これがどの型のチックであるのかを判断することは通常難しいでしょうから、とりあえずは経過を観察している以外にありません。〈一過性チック障害〉はもちろんのこと、それが〈トウレット障害〉であっても、**その予後は比較的楽観的**です。〈トウレット障害〉の場合でも、思春期は一番状態が悪いでしょうが、青年期・成人期となるにしたがい、だんだん状態は安定していき、完全に治ることもあるでしょう。ですから、それほど心配される必要はありませんが、トウレットが疑われるならば、なるべく早期に専門医に相談されることを強くお勧めします。

あと一つだけ。ＡＤＨＤの薬物療法のところでちょっと触れましたが、**メチルフェニデート（商品名：リタリン）**はドパミン系を賦活する作用があり、その**副作用としてチックが出現することがあります**。この場合は、すみやかにメチルフェニデートの服用を中止しましょう。

3 分離不安障害

分離不安障害は、学校の先生やスクールカウンセラー、特に小学校の方々にはおなじみのものだと思います。ＤＳＭ—Ⅳでいうと、「**家庭または愛着をもっている人からの分離に対する、発達**

的に不適切で、過剰な不安」ということになります。

昔からよく知られている障害ですが、これはまあ、精神医学の対象というよりも、臨床心理学や発達心理学の対象ですね。医学的にどうこうというのは特にありません。だからここでは取り上げなくてもいいようなものではありますが、でもまぁ、何か書いておきましょう。

三歳頃までの分離不安は、あるのが普通で、逆にない(例えば母親の姿が見えなくなっても泣かない、後追いしない等)ことのほうが心配の種となるでしょう(もしかしたら何らかの発達障害が疑われるかもしれないので)。

四歳頃を過ぎても分離不安が強く、登園や登校に支障が出てきているのであるならば、この診断がつくことになりますが、ただ、仮にそうであったとしても、あの手この手でやっていると(その間は大変でしょうが)、小学校中学年頃までには、普通はなんとかなります。

〈分離不安障害〉は、その主たる養育者が、早い時期に、強引に子どもを離そうとした(あるいは離さざるを得なかった)場合に起こりやすいと言えるかもしれません。だから、子どもが小さい頃は、無理に離そうとはせず、よくかかわってあげることです。それは時間の長さというよりも、子どもに安心感をもたせられるようなかかわりのことです。その際、身体接触というのは、結構重要な要素です。

〈分離不安障害〉への対応ですが、これは私なんかよりも、皆さんのほうがよほどよくご存知でしょう。普通は、徐々に離していきますよね。行動療法的に言えば、系統的脱感作(低い不安場面から始めて徐々に慣らしていく方法)ってやつです。

その他にもいろいろな手があって、ある養護教諭は、〈学校まで、母親と一緒に百歩カウントダウンをする〉というやり方で、うまく分離の問題を乗り越えられました。母親と一緒に学校に行くのですが、家から百歩のところまでという約束なんです。そして「百、九九、九八、九七……」と二人で楽しく数えていって、ゼロになったら「やったね！」とよくほめてあげて、そこで別れる。これだとさっと離れることができたというわけです。また、この事例に対して養護教諭は、〈母親も先生たちも、本人が泣いていても、泣いている間は放っておいて、泣きやんだらダッコしてあげる〉ということを徹底されました（本人が泣き叫ぶことをある種の戦略として使っている様子が観察されたからです）。これなんかは、ＡＤＨＤのところで申し上げた「一貫した対応」――よいことをしたら、本人が得をする／悪いことをしたら、本人が損をする――の応用編と言ってもいいですね。

不安や恐怖、あるいは身体症状を〈外在化〉するのも有用でしょう。

どんな手を使うにしても、保護者との連携が必要なことは言うまでもないことなので、まずは保護者といい関係をつくりましょう。保護者をたっぷりコンプリメントし、見通しが明るいことをしっかり伝えるなどして、保護者と仲良くなると同時に、保護者の不安を和らげてあげましょう（子どもが分離不安の症状を出してくる場合、保護者もまた不安の強い方であることが多い）。その上で、具体的な指示を出してあげることが重要となるでしょう。

4

選択性緘黙《かんもく》

日本では〈**場面緘黙**〉という言葉のほうがおなじみかと思いますが、**ある特定の場面（例えば学校）において、まったく（あるいはほとんど）言葉を発しない**もののことを〈**選択性緘黙**〉と言います。

これもまた、医学的には特にどうということはなく、予後もまったく悲観するようなものではありません。進学して次の学校に行ったら、今までのことが嘘だったみたいに突然よくしゃべり始めたという事例も私は多く知っています。仮に大人になってもまだ外ではあまりしゃべらないとしても、営業職に就くのでなければ別段問題となることもないでしょう（だいたいそういう人は営業職には就かないし）。また、役割がある場面ではそれなりにちゃんとしゃべれるようになりますし、友人も（決して多くはないでしょうが）ちゃんとできるでしょう。

だから別に心配することはありません。少なくとも無理にしゃべらせよう、しゃべらせようと躍起になることはありません（そんなことをすれば、たいていはますます口を閉ざし、殻に閉じこもってしまうでしょう）。ただ、じゃあ放っておけばいい、何もしなくていいと言っているのではなくて、こういう子には逆にたっぷりと、そしてゆったりとかかわってあげてください。

われわれ（私と黒沢幸子先生）はブリーフセラピーの研修会で、リソース（資源）に関する話をする際に、よくこの〈選択性緘黙〉の話を取り上げます。**〈しばしば問題の周辺にリソースがある〉**という話をする際にです。

「しゃべれない（口）」という問題の周辺とは何でしょう？　そう、それは「見る力（目）」であり、「聴く力（耳）」です。実際、彼らは非常によく周りのことを見ていますし、周りの話を聴いているものです。ですから、そうした彼らのリソースを活かして、いろんなものを見せてあげたり、いろんなことを話して聴かせてあげてください。

別に彼らに向かって直接話しかけなくてもいいかもしれません（逆に、あまりに面と向かって話しかけると、彼らは引いてしまうかもしれないので）。他の人に向かってしゃべっていたり、あるいは独り言ちたりするのでも大丈夫です。それだって彼らはよく聞いていますから。そしてちゃんとこちらが投げかけているメッセージを吸収していますから。何か**返答を彼らから期待するのでなく**（ここ重要！）、**ただただ声をかけたり、話したりしてあげる**のです。返答は期待しませんが、ただ、こちらが投げかけている言葉に対する彼らの反応については、よく観察しておきます。どんな言葉にニコッとするのか、何か感じたり思索に耽ったりするのか、あるいは眉をひそめるのか、などなど。

また、もし彼らが何かの集団活動を皆と一緒にやるのを嫌がるようでしたら、別にそれを無理強いすることはありません。ただ、一緒にはやらせなくてもいいから、皆がやっているところを見せておいてあげてください。さらに、彼らは先生方の一挙手一投足を実によく見ていますから、普段から彼らの前では気が抜けないというのはあるのですが、逆にそれを活用して、先生方の何気ない素振りや仕草、行動などによって、様々なメッセージを彼らに伝えてください。

そのようにして、毎日毎日一滴ずつでもいいから、いいメッセージを彼らに送り続けてあげてください。そうしたらもしかしたら、いつの日にか、升から水が溢れ出すかのように、突然たくさんのことを語ってくれるようになるかもしれません。

あとは、彼らの得意な「発信チャンネル」を見つけてあげることです。緘黙なのですから、「話す」というチャンネルは不得意領域であるわけですが、「書く」あるいは「描く」というチャンネルは非常に得意だという子がいます。あるいは「造る」が得意な子もいますし、「奏でる」が得意な子もいます。この子はどの「発信チャンネル」が優勢なのか、それが見つかれば、コミュニケーションもかなりスムーズなものとなっていくでしょう。

5 その他の障害

〈**幼児期または小児期早期の反応性愛着障害**〉とは、精神遅滞では説明できない、また広汎性発達障害とは言えないのに、その子の対人関係のあり様が極端に障害されている状態（例えば強い拒否、警戒、回避、あるいは逆に過度のなれなれしさ、その両極の揺れの激しさなど）が五歳以前から認められるもののことで、同時にその養育環境において、子どもの基本的な情緒的または身体的欲求に対する無視（ネグレクト）が存在するか、養育者が頻繁に代わっているなどという状況が存在する場合に付与される診断名です。要するに、**生物学的素因があるというより、五歳以前のひどい養育環境のために、適切な対人関係をもてなくなっている**子という意味です。

これに対応するためには、その養育環境の改善が必要となるわけですが、その養育者がこういう状況なので、なかなか思うようにはいかない。結果、施設で保護しての養育ということになるかもしれないのですが、ただ、施設といってもその数も、そこでのマンパワーも限られているので、十分な対応ができるのかというと、なかなか現実は厳しいものがあります。しかしながら、生物学的な問題はないので、もし十分な養育環境が揃って、根気強い対応がなされれば、その対人関係のあり方は改善されていくことが期待されるでしょう。

〈**幼児期または小児期早期の哺育、摂食障害**〉における〈**異食症**〉とは、食べ物ではないものを食べてしまうということが続くもの、〈**反芻性障害**〉とは、ある時期から食べ物の吐き戻しや噛み直しを繰り返すようになること、〈**哺育障害**〉とは、身体疾患があるわけではないのに食べなくなって子どもの体重がまったく増加しない、または減少していくというもので、〈反芻性障害〉ではないもののことを指します。

私は幼児の専門家ではないので、これらの臨床例を扱ったことはなく、したがって語る資格はありません。ただ、どうなんでしょう、これらの障害が単独で出てくることって、あまりないんじゃないかな。多くは他の障害に併発して出てくると思います。また養育環境による強いストレスが子どもにかかっている(例えば虐待とか)ことによって、これらのことが起こっているならば、速やかに環境調整に着手しましょう。

〈**排泄障害**〉には、〈**遺糞症**〉と〈**遺尿症**〉があります。大便と尿の排泄に関する問題です。関連する身体疾患があるわけでもない、また物質(例えば下剤や利尿剤)によって引き起こされているわけでもないのに、大便や尿を不適切な所にしてしまうというものです。〈遺糞症〉には、便秘を伴うこともあります。また〈遺尿症〉には〈夜間のみ〉〈昼間のみ〉〈混合〉の三タイプがあって、〈夜間のみ〉のタイプがいわゆる**夜尿症**ですね。

ところで、夜尿症って、分類上は一応〈精神障害〉に入るってこと、ご存知でした？　そう、〈精神障害〉なんです。何らかの精神症状があるものはもちろん〈精神障害〉ですが、このように精神症状がなくて身体症状だけであっても、それが一般身体疾患によって説明のつかないものであれば、〈精神障害〉に分類されるんです。〈精神障害〉って、めちゃめちゃ広い概念でしょ？だから、この世に精神障害の既往のない人なんているのかって話です(もちろん私を含めて)。

話は逸れましたが、〈排泄障害〉って、わりと簡単にブリーフセラピーで治せます。また、夜尿症は、その専門外来のある病院やクリニックがありますので、お困りの方はどうぞ。

残るは一つ、〈**常同運動障害**〉。これは繰り返し奇妙な運動や行動、例えば手を振る、身体を揺する、頭を打ちつける、物を口に入れる、自分の身体を噛む・叩くなどするもので、それが〈強迫性障害〉〈広汎性発達障害〉〈抜毛癖〉ではうまく説明できないもののことを言います。これも、これだけが単独で出てくることはまれで、多くは精神遅滞を合併していたり、実は広汎性発達障害があったりすることのほうが多いでしょう。通常は、行動療法的対応をすることになります。

おわりに

どの専門領域においてもそうですが、精神医学においても、その領域のなかで蓄えられている知見、情報量というのは本当に膨大なものがあります。本書で述べられていることは、もちろん、その膨大なもののなかのごくごく限られた一部でしかありません（おそらくそれは「氷山の一角」よりもさらに少ないことでしょう）。

また、これもどの専門領域においてもそうですが、明確な結論の出ていることもありますが、まだよくわかっておらず、いくつもの異なる見解が出されていることも、それは多々あります。そうしたものを網羅的に並記するという方法もあるのですが（これはよく行われており、そしてそのほうが正確ではあるのですが）、それだとものすごく分厚い本、難しい本になってしまいます。

わかりやすくて薄い本を書こうと思うと、だから結局は、重要と思われる情報だけをピックアップすることになるわけです。そこで大事になってくるのは、いったいどの情報をピックアップするのか、そしてそれを専門外の方々にどのようにお伝えするのかです。

その点で、私が保健学者であること、そして学校関係者の方々とお話しする機会を今までたくさん持ててきたことは、有利に働いていると思います。専門家としての視点ももちつつ、できる限り学校関係者の方々の目線に立って、何を、どのようにお伝えするかを考えたつもりです。

それでも私はいわゆる「学校の先生」というのをやったことがないので(大学教員ではありますが)、「学校関係者の目線」といっても限界があります。そこで何人かの先生にご登場いただき、現場の声や実践について引用させていただくことにしました。実際、それら先生方のお話のなかから私が学んだことは、数限りなくありました。もう一度ここに、感謝の意を表させていただきたいと思います。ありがとうございました。

本書のなかで多くの部分を占める発達障害、なかでも広汎性発達障害は、まえがきや本文中でもふれたとおり、今現在、猛烈な勢いで研究・実践が発展している領域です。今、発展している領域であるということは、今まではあまり発展していなかったということでもあります。専門家でも実はあまりよくわかっていない、あるいはそもそもちゃんとした専門家の数自体が少ない、専門家が育っていないというのが現状です。

したがって、相談に行った先々で言われることが違うということも間々あるでしょう。そうした状況は、もうしばらく続くと思われます。状況が安定するまでは(そうなるまでどのくらい時間がかかるかわかりませんが)、申し訳ないですが、複数の意見を聞かれることをお勧めしますし、そこで違った意見が出てきた場合は、ご自分の感覚を信じて、よさそうなものを選択していただくしかない、というか、それが一番賢明な方法だと思います。

とにかく発達障害の療育というものは、どこか専門機関のなかで行われるものというよりも、日常生活(家庭および学校)のなかで継続的に行われるものです。皆さんがその中心的役割を担っておられるのだということを肝に銘じ、日々研鑽を積んでいかれることを願っております。そしてそこでわかったことを、ぜひわれわれにフィードバックしていただきたくお願い申し上げます。それによってまたさらに研究が発展していくのです。

最後に、本書編集の労をおとりいただきました、ほんの森出版の小林敏史氏に深く感謝申し上げます。氏にいつもいつも心配をかけ通しの森ですが、これからもお見捨てなきよう、よろしくお願い申し上げます。「やさしい精神医学シリーズ」の第二弾では、いよいよ〈統合失調症〉といった精神病性障害が登場します。お楽しみにお待ちください。では。

二〇〇六年八月　ＫＩＤＳにて　**森　俊夫**

＜執筆者紹介＞（2008年４月現在）
森　俊夫（もり　としお）
1958年１月２日　大阪生まれ
1981年　東京大学医学部保健学科卒業
1988年　東京大学大学院医学系研究科第Ⅰ種博士課程（保健学専攻・精神保健学）修了　保健学博士
現　在　東京大学大学院医学系研究科助教（精神保健学教室）　臨床心理士
　　　　武蔵野大学大学院、目白大学大学院非常勤講師
　　　　ＫＩＤＳカウンセリング・システム　スーパーバイザー

＜主な著書＞
『ブリーフセラピー入門』（宮田敬一編、分担執筆）金剛出版、1994年
『ミルトン・エリクソン入門』（共訳）金剛出版、1995年
『先生のための　やさしいブリーフセラピー』ほんの森出版、2000年
『〝問題行動の意味〟にこだわるより〝解決志向〟で行こう』ほんの森出版、2001年
『ミルトン・エリクソン　子どもと家族を語る』（訳）金剛出版、2001年
『＜森・黒沢のワークショップで学ぶ＞解決志向ブリーフセラピー』（共著）ほんの森出版、2002年

教師とスクールカウンセラーのための
やさしい精神医学［1］
――ＬＤ・広汎性発達障害・ＡＤＨＤ編

2006年９月25日　初　版　発行
2008年４月30日　第２版　発行

著　者　森　俊夫
発行人　兼弘陽子
発行所　ほんの森出版株式会社
〒145-0062 東京都大田区北千束 3-16-11
TEL 03-5754-3346　FAX 03-5918-8146
http：//www.honnomori.co.jp

印刷・製本所　研友社印刷株式会社

© Toshio Mori 2006 Printed in Japan ISBN978-4-938874-55-1 C3011
落丁・乱丁はお取り替えします。

ほんの森出版

カウンセリング観が変わるブリーフセラピー

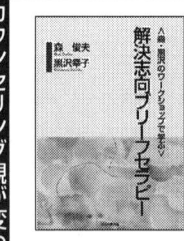

『<森・黒沢のワークショップで学ぶ> 解決志向ブリーフセラピー』

大好評のワークショップの内容を、ライブ感あふれる書籍でお届けします。森・黒沢の名コンビの〝かけあい〟により、解決志向ブリーフセラピーの基本的な考え方や具体的な方法が、非常にわかりやすく、しかも体系的に学べる待望の書です！

森 俊夫・黒沢幸子／著
1,890円（税込）

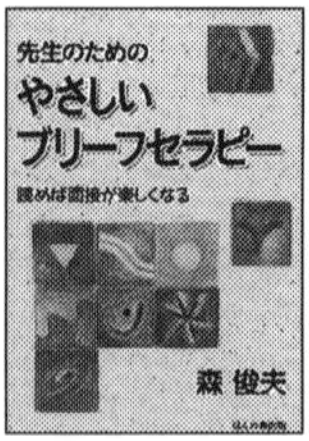

『先生のための やさしいブリーフセラピー』

『月刊学校教育相談』で大好評だった連載を再構成し、１冊にまとめました。学校の先生に向けて書かれたブリーフセラピーの画期的な入門書です。「問題や原因を探るより、解決の方法を発見する」という発想で、面接を楽しいものにしてみませんか！

第１章　ブリーフセラピーのエッセンス
第２章　ブリーフセラピーの進め方の実際

森　俊夫／著
1,680円（税込）

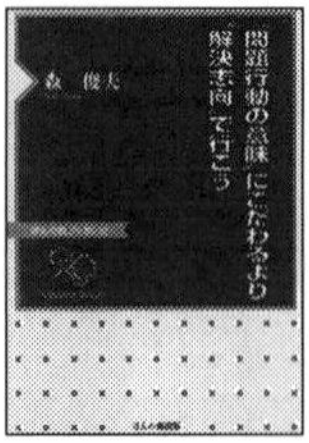

ほんの森ブックレット

『〝問題行動の意味〟にこだわるより 〝解決志向〟で行こう』

１時間で読める手軽さ。何度も笑ってしまうおもしろさ。そして、思わず考え込まされる奥の深さ。ブリーフセラピーのエッセンスがこの小冊子に詰まっています。また本書は「問題」をどう捉えるかを解説することにより、カウンセラーの姿勢（基本的スタンス）を確立するための様々なヒントを提供しています。

森　俊夫／著
714円（税込）